幸「孕」妈妈

吃·动·养：
健康瘦孕280天

杨 静◎主编

黑龙江科学技术出版社

HEILONGJIANG SCIENCE AND TECHNOLOGY PRESS

图书在版编目(CIP)数据

吃·动·养:健康瘦孕 280 天 / 杨静主编 . -- 哈尔滨:
黑龙江科学技术出版社 , 2018.6
(幸"孕"妈妈)
ISBN 978-7-5388-9616-9

Ⅰ . ①吃… Ⅱ . ①杨… Ⅲ . ①孕妇 - 营养卫生 - 基本
知识 Ⅳ . ① R153.1

中国版本图书馆 CIP 数据核字 (2018) 第 058810 号

吃·动·养:健康瘦孕 280 天

CHI·DONG·YANG : JIANKANG SHOU YUN 280 TIAN

作　　者	杨　静	
项目总监	薛方闻	
责任编辑	项力福	
策　　划	深圳市金版文化发展股份有限公司	
封面设计	深圳市金版文化发展股份有限公司	
出　　版	黑龙江科学技术出版社	

地址:哈尔滨市南岗区公安街 70-2 号　邮编:150007
电话:(0451)53642106　传真:(0451)53642143
网址:www.lkcbs.cn

发　　行	全国新华书店
印　　刷	深圳市雅佳图印刷有限公司
开　　本	685 mm × 920 mm　1/16
印　　张	13
字　　数	180 千字
版　　次	2018 年 6 月第 1 版
印　　次	2018 年 6 月第 1 次印刷
书　　号	ISBN 978-7-5388-9616-9
定　　价	39.80 元

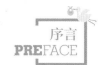

序言
PREFACE

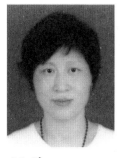

科学养胎，
辣妈就要好孕美

杨静

妇产科主任医师
现任长沙市第一医院妇产科副主任
中南大学长沙市第一临床学院兼职教授

怀孕是女人一生中非常重要的事情，是一种独特的人生体验，是一段奇妙的生命旅程，也是每一位妈妈为了生育健康宝宝而竭尽全力的过程。怀孕10个月，280天的陪伴，尽管每个人的身体状况或有不同，但是，对于追求"平安养胎、健康好孕"的目标，却是共同一致的！

不过，初次为人父母的你，真的懂得养胎的正确方法吗？在这漫长的孕育旅途中，要做哪些准备才能孕育出健康又聪明的宝宝，自己也能安心、舒适地度过整个孕期呢？总的来看，无外乎"吃""动""养"这三个方面。那么，怎么"吃"才能既给宝宝充足的营养而自己又不至于长得过胖？怎么"动"才能打造顺产、苗条的体形又不影响到孕宝的发育？怎么"养"才能让自己整个孕期都精力充沛、轻松舒适，宝宝也安然成长呢？

传统观念中，我们总以为怀孕了就要努力进补、在家静养，认为这样宝宝才健康。殊不知，这样的养胎方式非常容易导致孕妈妈体重过重，不仅孕妈妈自身孕期并发症多、产后瘦身难度增大，也会给宝宝带来健康隐患。孕妈妈过胖，有可能生出体型较大的宝宝，不利于分娩，甚至易引起难产；宝宝长大后患糖尿病、高血压、冠心病等慢性病的概率也会增大。所以，孕妈妈在孕期的饮食与运动就显得尤为重要。

本书提倡科学的孕养法则，以"吃""动""养"为重点，分章阐述有关整个孕期科学饮食、安全运动以及生活保健方面的知识，帮助孕妈妈"吃"对、"动"对、"养"对，做健康好孕的辣妈，而不是一味"养肉"的胖妈。书中全程剖析孕期母体及胎儿变化，让孕妈妈能快速找到孕期相应阶段所需注意事项，为280天的孕期生活护航。书中也有关于孕期产检知识的介绍、孕期不适与疾病调养方面的建议，了解这些知识可以让孕妈妈更安心、更舒适地度过孕期。

全书知识点丰富、指导性强，选材精、角度新，更有营养美味的孕期食谱和专业教练亲身示范的运动推荐，助你"吃"得健康、"动"得安全。无论是即将为人父母的你，还是准备怀孕的女性，本书都将如同妇产科专家般给你最贴心的指引。

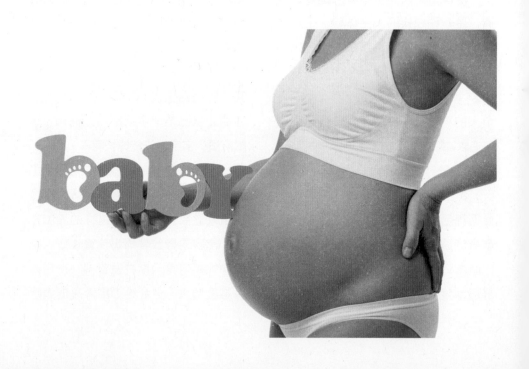

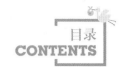

目录
CONTENTS

第1章 怀胎十月，全程好孕指南

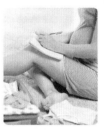

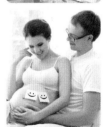

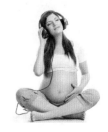

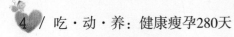

第2章 科学饮食，孕妈健美、胎宝健康

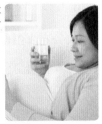

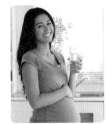

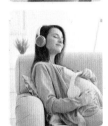

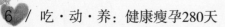

第3章 安全运动，打造顺产、健康体质

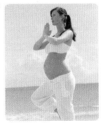

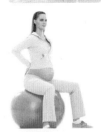

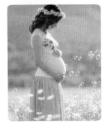

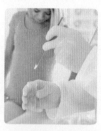
第4章 正确调养，远离不适，健康好孕

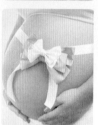
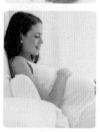

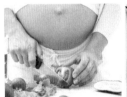 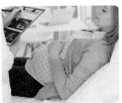 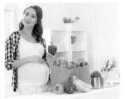

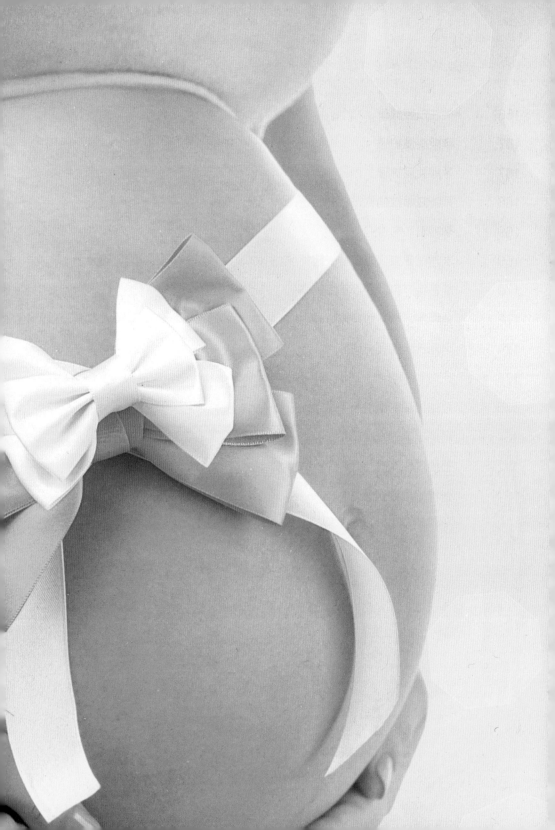

第1章 怀胎十月,
全程好孕指南

怀孕 10 个月,40 周的旅程,280 天的陪伴,每天、每周、每月,妈妈和宝贝都在发生不可思议的变化。如何调整孕期的饮食与生活,以适应这些变化,让孕妈妈快乐好孕、孕宝健康成长,是每一位孕妈妈乃至全家人的必修功课。

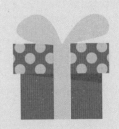

一、孕1月（0～28天）

随着"幸孕工作"的完成，胎儿已经正式扎根在孕妈妈的体内，虽然孕妈妈可能没有什么感觉，身体也没有太大变化，但宝宝已经开始成长了。

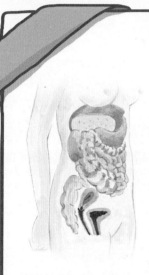

孕妈妈的身体变化

→ 母体排卵期开始后，卵子一般在排出15～18小时受精效果较好。

→ 卵子与精子结合后，新生命便开始了。

→ 一般孕妈妈无自觉症状，少数人可能会有发寒、发热、慵懒困倦及难以入睡等轻微的不适。

→ 子宫内膜受到卵巢分泌的激素影响，变得肥厚松软且富有营养。

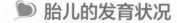

胎儿的发育状况

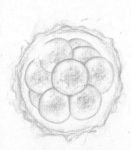

→ 卵子经过第一轮的"淘汰赛"后脱颖而出，与精子结合，形成受精卵。

→ 胚胎在子宫内着床，胎儿心脏开始跳动。

→ 原始的胎盘开始形成，胎膜（绒毛膜）开始发育。

→ 受精卵不断分裂，一部分形成神经组织，一部分形成大脑，并开始发育。

本月专家贴心提示

怀孕的第一个月，是新生命寄宿在肚子里最重要的时期。孕妈妈要格外小心，记得尽量避免服用药物，同时不要喝酒、抽烟，准备好一个能迎接宝宝的健康身体。记住，事先预测好基础体温，并掌握好排卵日期，就可以预测可能怀孕的时期，也能更容易掌握自己身体的变化。在怀孕的最初期，基本上还没有怀孕的症状产生，所以，请放松心情、愉快地生活吧！

孕妈妈可以做的事

受精卵着床后，宝宝会快速成长。这个时期，妈妈保持健康的生活方式是非常重要的，应时刻注意饮食营养均衡、适度运动，并保证充足的睡眠。

- □ 均衡饮食，吃好一日三餐，尤其是早餐
- □ 保证营养，多摄取优质蛋白质
- □ 学会在家验孕
- □ 避免饮酒、抽烟，控制咖啡因的摄入量
- □ 若要拍摄X线片或服用药物，请与医生商量后再决定
- □ 当心生活中的辐射源
- □ 避免剧烈运动
- □ 开始记怀孕日记

准爸爸能为孕妈妈做的事

开始了怀孕生涯的妈妈，对于自己的身体变化，一时可能感到不知所措。准爸爸要适时安慰孕妈妈，帮助孕妈妈适应怀孕后的角色转变。得知怀孕后，可以适当改变居室环境，让孕妈妈在安全舒适的环境中度过整个孕产期。另外，叮嘱孕妈妈少用药、少做剧烈运动、不化浓妆、按时睡觉等，也是准爸爸需要做的事情。

二、孕2月（29～56天）

本月，孕妈妈的身体可能会出现一些早孕症状，如疲劳、情绪不稳、口味改变等，宝宝也开始渐渐长大并快速发育。

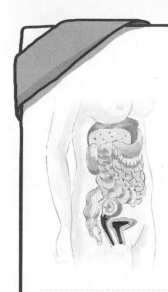

❤ 孕妈妈的身体变化

→ 子宫会随着胚胎的发育而有所增大，但外形变化还不明显。

→ 由于雌激素与孕激素的刺激作用，乳房开始出现胀痛、变大变软、乳晕突出等现象。

→ 伴随胃部不适、食欲不振、恶心呕吐、尿频等反应，部分孕妈妈还会出现嗜睡、头晕等不适。

→ 有的孕妈妈会出现情绪波动。

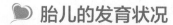

❤ 胎儿的发育状况

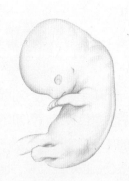

→ 胚胎的形状从"小海马"发育成"葡萄"，长约2.5厘米。

→ 主要器官开始生长，如肾脏、肝脏及神经系统发育，并开始具备明显的特征。

→ 心脏开始成形，分化为左心房和右心室，并有规律地跳动和供血。

→ 面部五官继续发育。

本月专家贴心提示

这一刻终于到来，随着早孕反应的出现，很多初次怀孕的妈妈进入了至今尚未体验过的新世界，开始发现一个与以往不同的自己，你可能会感到有些困惑，但这一切改变都是为孕育宝宝而准备的。所以，孕妈妈应试着放松心态，好好与身体相处。另外，疑似怀孕时应去医院妇产科检查以确诊。此时孕宝的状况还不稳定，孕妈妈应避免提重物、穿高跟鞋等行为。

孕妈妈可以做的事

本月是宝宝器官形成与发展的重要时期，孕妈妈需多加注意营养的均衡。若需要服用药物，一定要咨询医生后再做出决定。

- ☐ 经期推迟2周后可去医院做检查
- ☐ 注意饮食要营养均衡，有意识地减盐、增加叶酸的摄入
- ☐ 吃点儿干一些的食物（饼干、面包等），以缓解孕吐
- ☐ 不要烫染头发
- ☐ 注意身体下部的保暖，避免受凉
- ☐ 不要穿高跟鞋
- ☐ 注意药物的正确服用
- ☐ 听音乐或进行瑜伽的冥想、呼吸，平复紧张、焦虑的情绪

准爸爸能为孕妈妈做的事

马上就要当上爸爸的你，肯定也有一段困惑期，但宝宝即将到来的喜悦心情，一定要完整地传递给孕妈妈知道哦！感受到准爸爸的喜悦，想必孕妈妈也会感到更幸福。另外，这段时期，孕妈妈的早孕反应可能会比较严重，准爸爸应主动分担家务，安排好妻子的生活起居，经常关心孕妈妈的情绪，多想一些可以让孕妈妈感到开心的小点子，让孕妈妈感觉到自己被照顾。

三、孕3月（57～84天）

本月，孕妈妈的外观变化依然不太大，不过子宫和乳房的则变化较大。本月胎儿已经从"胚胎"发育成一个初具外形的胎儿。

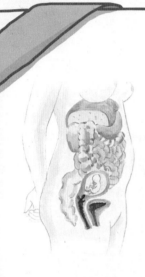

🖤 孕妈妈的身体变化

→ 妊娠反应仍在继续，到本月末可能逐渐减轻，直至消失。

→ 子宫不断扩张，子宫底到达耻骨联合上2～3横指处。

→ 腰围增加，腰部有压迫感，同时乳房也在胀大，乳晕、乳头出现色素沉着。

→ 阴道乳白色分泌物明显增多，部分孕妈妈出现便秘、腹泻等现象。

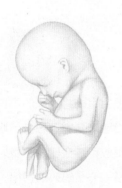

🖤 胎儿的发育状况

→ 身长可达6.5厘米，初具人形。

→ 皮肤变厚，手臂加长，可以辨认指甲、嘴唇、脸颊、鼻子、脚踝等明显的部位。

→ 所有的神经肌肉器官都开始工作了，外生殖器官分化，可分辨出男女性别。

→ 肝脏开始分泌胆汁，肾脏开始分泌尿液。

本月专家贴心提示

本月早孕反应会一直持续，有的孕妈妈孕吐会较为严重，不用太过担心，一般的孕吐并不会影响宝宝的生长发育，而且只要注意饮食和生活调养，慢慢就会好转。有一些孕妈妈，没有孕吐症状，也属于正常现象，因为这与个人的体质有一定的关系。最主要的是，在产检时确认有胎心音就可以了。如果总是感觉困倦、疲乏无力，则要注意多休息，少进行体力劳动。

孕妈妈可以做的事

感觉身体不舒适时，一定要多加休息。在确认孕育状况良好，并确认胚胎着床的情况后，就可以在医院建立《母子健康档案》，以后每次产检都需带着健康档案，以便医生了解情况。

☐ 去医院建档并做第一次大产检

☐ 找个时机向单位的领导报告怀孕的事情

☐ 上班间隙适当午睡

☐ 决定预备生产的医院，预约生产

☐ 及早办理准生证

☐ 尽量减少看电视、上网、玩手机的时间

☐ 尽量远离厨房等污染重地，雾霾天气时少外出

☐ 感到疲惫和不适时要多休息

准爸爸能为孕妈妈做的事

当孕妈妈因为孕吐而无法早起，也没有食欲、心情不好时，准爸爸要多体贴孕妈妈，多说一些贴心的话，并要承担主要的家务活。如果可以，现在就学习与妊娠有关的知识，陪孕妈妈一起上孕妇课堂，多了解一些孕期常识，可以做到心中有数，避免没必要的慌乱与麻烦。

四、孕4月（85～112天）

怀孕初期那种糟透了的感觉已经过去，现在，孕妈妈的食欲和心情都变得好多了。胎儿的脑和身体器官仍在发育，本月末身体各部位也几乎都成形了。

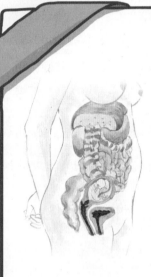

孕妈妈的身体变化

→ 进入孕中期，腹部开始隆起，重心前移，骨盆前倾。

→ 妊娠反应基本消失，胃口变好，食量有明显的增加。

→ 随着孕激素的分泌，有的孕妈妈开始出现妊娠斑、妊娠纹等皮肤问题。

→ 易感疲倦，可能伴随便秘、胃灼热、胀气、水肿、牙龈出血等不适。

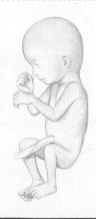

胎儿的发育状况

→ 身长大约有12厘米，体重迅速增长，可达150克。

→ 心脏搏动更加活跃，内脏发育基本完成。

→ 各器官发育更完善，循环系统和尿道已经进入了正常的工作状态。

→ 可以有皱眉、做鬼脸、吮吸手指等动作了。

🕮 本月专家贴心提示

孕育周期已经走过1/3，接下来孕妈妈的体形会慢慢改变，也越来越能体会到宝宝正在身体里的感觉了。从现在开始，孕妈妈会度过较为舒适的一段时期，孕吐也会慢慢消失。在食欲和心情都开始好转的同时，孕妈妈一定要注意做好饮食计划，千万不能开始大吃大喝，建议做好饮食计划，对均衡饮食的概念做到心中有数。

🕮 孕妈妈可以做的事

从现在开始，孕妈妈可以做的事情会比怀孕初期多一些，所以没有必要时刻处于过分小心的状态。不过，也不能疏忽大意，此时依然是一个容易感到疲惫的时期，胎宝宝也容易受到影响，所以还是要注意多休息，凡事量力而行。

- ☐ 注意不要吃得过多，做好体重管理
- ☐ 注意保暖，不要让身体尤其是腹部受凉
- ☐ 补充足够的钙与铁
- ☐ 开始准备孕妇装
- ☐ 开始做消除妊娠纹的保养
- ☐ 如身体状况允许，可以开始做瑜伽、游泳等活动
- ☐ 职场妈妈可以了解生育保险的相关事宜
- ☐ 可适度进行性生活

🕮 准爸爸能为孕妈妈做的事

怀孕期间的妈妈，心情起伏会变得很大。当孕妈妈感觉心情烦躁时，准爸爸要耐心听她讲话，让她有可以倾诉的对象。此阶段，孕妈妈容易贫血，准爸爸可以多购买一些营养密度高的食物给孕妈妈食用；周末休息时间，可以陪孕妈妈一起选购孕妇装；睡前可以和孕妈妈一起做胎教等。

五、孕5月（113～140天）

进入怀孕稳定期，孕妈妈身心都比较放松，宝宝也在妈妈肚子里慢慢长大。在感受到胎动之后，就和准爸爸一起多摸摸他，跟他说说话吧！

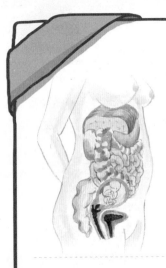

💗 孕妈妈的身体变化

→ 孕妈妈的子宫继续增大，下腹部隆起明显，"孕"味十足。

→ 乳晕和乳头的颜色更深，乳房更大了。

→ 大部分孕妈妈此时可以感觉到明显的胎动。

→ 可能出现心慌、气短等感觉，有时还会伴随便秘、易疲倦等孕期不适。

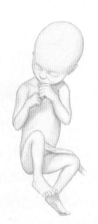

💗 胎儿的发育状况

→ 身长长到约16厘米，体重为250～300克。

→ 味觉、嗅觉、触觉、视觉和听觉等从现在开始在大脑中专门的区域里发育。

→ 开始长出头发，全身长出细毛，眉毛形成，嘴巴会张合。

→ 体内基本构造进入最后完成阶段，之前已出现的器官不断增大并成熟。

💟 本月专家贴心提示

此时，大部分孕妈妈的身体状况都得到了稳定，食欲变得很好，因此要多加注意体重的管理与营养均衡。身体若无多大问题，可以继续工作、做家事等。从此时开始，孕妈妈可以开始做一些有助于生产的运动，如游泳、瑜伽、散步以及专门的骨盆运动等，这样可减轻孕期不适症状，让孕妈妈身心都保持在良好的状态。

💟 孕妈妈可以做的事

保持营养均衡是孕妈妈在整个孕期都要做的事情。另外，本月孕妈妈在得到医生的许可下，可以做一些强度较弱、可以增加体力的孕妇运动。

☐ 早睡早起，规律生活

☐ 适当做些轻度运动

☐ 均衡饮食

☐ 选一双合脚的鞋子

☐ 适度做些抚摸胎教、音乐胎教等活动

☐ 给宝宝起个可爱的昵称

☐ 常做按摩，预防和缓解孕期各种不适

☐ 和准爸爸一起上孕妇课

💟 准爸爸能为孕妈妈做的事

准爸爸平时可以多陪陪孕妈妈，比如一起慢慢地散步，一起品尝口味清淡的食物，一起上孕妇课堂，等等。感觉到胎动后，可以和孕妈妈一起体验胎动的感觉，或者用听诊器听胎心，这样会别有一番感受。如果孕妈妈的身体状况较好，不妨带着她进行一次短途的旅行，既可以放松心情，还可以进行孕期留念。

六、孕6月（141~168天）

本月虽然多少会有一些不适，不过孕妈妈的身体与心情都趋于稳定。孕宝开始发展复杂的神经组织，记忆与思考能力迅速发展，睡眠模式逐渐固定。

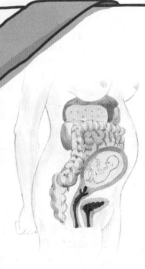

💗 孕妈妈的身体变化

→ 身体越来越沉重，体重大约以每周增加500克的速度迅速增长。

→ 感受到的胎动愈发频繁，且逐渐变得有规律，胎儿的心跳十分有力。

→ 乳房偶有淡淡的初乳溢出，阴道分泌物持续增加。

→ 可能会出现便秘、消化不良、头痛、鼻塞、牙龈出血、腰酸背痛、腹部瘙痒等孕期不适。

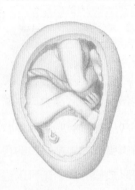

💗 胎儿的发育状况

→ 身长约25厘米，体重增长为500~550克。

→ 身体逐渐匀称，面目清晰、皮肤发红发皱、毛发完整，牙齿开始发育。

→ 手足活动明显增多，身体的位置常在羊水中变动，胎位不固定。

→ 骨骼逐渐发育结实，轮廓明显。

🌑 本月专家贴心提示

贫血是孕中期非常容易出现的症状，而铁是维持宝宝健康成长的支柱，所以孕妈妈要有意识地多摄取一些含铁丰富的食物。另外，在饮食上，虽然我们强调每天要均衡饮食、适量饮食，但要完全执行可能还是有些困难，孕妈妈也没必要对自己太过严苛，慢慢调整即可。运动要继续进行，这样不仅对控制体重有益，而且还能缓解孕期不适，让生产更顺利。

🌑 孕妈妈可以做的事

由于身体逐渐变得笨重，孕妈妈一定要注意日常姿势和出行安全。饮食上应加大对钙、铁、蛋白质等营养元素的补充，以满足胎儿的发育需求。

- ☐ 做好胸部保养
- ☐ 牙齿不适时可以去牙科看门诊
- ☐ 摄取充足的水分
- ☐ 血容量在增加，应注意补铁
- ☐ 记录胎动规律，监测胎儿健康
- ☐ 每天睡前用热水泡脚，这样可以预防抽筋，还有助于睡眠
- ☐ 职场妈妈应注意在工作间隙做一些简单的伸展运动
- ☐ 注意控制体重的增长速度

🌑 准爸爸能为孕妈妈做的事

准爸爸应尽可能地陪孕妈妈一起做产检。产检时，不仅可以确认宝宝的状态，看到宝宝的样子，还能帮上孕妈妈很多忙，比如排队。当孕妈妈感觉到腰酸或有腿抽筋时，准爸爸要化身按摩师，帮助孕妈妈做些按摩。

七、孕7月（169~196天）

随着妊娠进展，腰酸、背痛、水肿等各种不适开始纷至沓来，孕妈妈要注意多休息。宝宝已经发育得足够好，能做出握拳、改变身体方向等动作了。

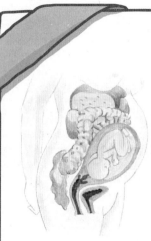

💟 孕妈妈的身体变化

→ 子宫变得更加膨大，胎动的感觉愈发明显。

→ 由于子宫对胃部的压迫，食欲会有所降低，很容易产生饱胀感。

→ 腰围更粗，体重较妊娠前增加了8~9千克。

→ 下肢静脉曲张严重，有的孕妈妈还会出现便秘、腰酸背痛、高血压和蛋白尿等。

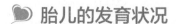

💟 胎儿的发育状况

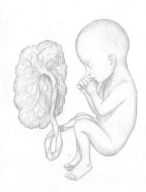

→ 身长约38厘米，坐高约26厘米，体重约1200克，几乎占满了整个子宫。

→ 大脑发育进入了一个高峰期，脑细胞迅速增殖分化，体积增大。

→ 胎动更加多样化和频繁，体力增强，能对母体的刺激做出反应。

→ 重要的神经中枢，如呼吸、吞咽、体温调节等发育完备。

本月专家贴心提示

怀孕进入孕7月，舒适的孕中期也差不多要结束了，很多孕期不适开始出现，孕妈妈应尽量多休息，做家务、运动等都要非常小心。在这一时期，孕妈妈可能较多出现消化不良、反胃、胀气等不适，一定要注意调整饮食方式，多吃一些好消化的食物，饮食上少量多餐。此外，本阶段容易有糖尿病症状产生，应重视妊娠糖尿病的筛查。

孕妈妈可以做的事

本月依然要重视体重管理，若妈妈胖太多，会增加生产的难度。为了自己和腹中胎儿的健康，孕妈妈每天都要注意饮食与体重管理。

- ☐ 每天测量体重，注意饮食与体重管理
- ☐ 控制盐分、糖分的摄入
- ☐ 开始思考宝宝的名字
- ☐ 布置一间舒适的婴儿房
- ☐ 拍套漂亮的大肚照作为纪念
- ☐ 注意保持仰卧睡姿
- ☐ 经常活动关节，避免身体僵硬
- ☐ 适当晒太阳，促进体内钙的吸收

准爸爸能为孕妈妈做的事

胎宝宝越来越大了，已经能很好地感觉到爸爸妈妈，并能适当理解爸爸妈妈的话语了，准爸爸可以抓住机会，和宝宝多讲话，享受一家人的美好时光。当孕妈妈水肿严重时，准爸爸要主动给孕妈妈多做按摩，为其准备温水泡脚。当孕妈妈感觉无聊时，可以帮助她调整心态，也可以和她一起为宝宝准备物品。

八、孕8月（197～224天）

本月孕妈妈会感到愈发疲劳，身体也越来越笨重，外出时一定要注意安全。宝宝的身体和大脑都在快速地成长，听觉和视觉都大体发育完全。

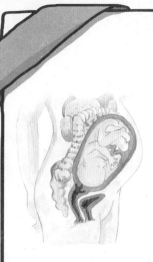

🍃 孕妈妈的身体变化

→ 子宫上升到膈，会感到呼吸困难、胃部不适和疲惫。

→ 受孕激素的影响，骨盆、关节、韧带均出现松弛，耻骨联合可呈轻度分离状态。

→ 鼻黏膜增厚，容易出现鼻塞等症状；下肢水肿，身体抵抗力有所下降。

→ 腹部皮肤张力加大，若有妊娠纹，此时会更加明显，面部、外阴色素沉淀更多。

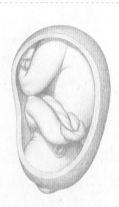

🍃 胎儿的发育状况

→ 身长约45厘米，体重接近2000克。

→ 随着胎儿越来越大，胎儿的活动空间减小，胎动有所减少。

→ 头部在继续增大，对外界的刺激，如光线、声音、味道和气味等更为敏感。

→ 肺和胃肠器官的发育接近成熟。

本月专家贴心提示

　　终于进入了怀孕后期，再过不久宝宝就要降临了，孕妈妈要随时注意是否有早产的症状，并将宝宝的健康摆在第一位。现在，可以开始为生产前做一些准备。如果觉得累或是觉得积存了很多压力，要注意休息，并随时找家人或医生聊聊自己的想法，以宣泄情绪。

孕妈妈可以做的事

　　本月孕妈妈除了要继续保持良好的饮食习惯、适当运动之外，应随时留意身体的状况，不能逞强。因为临近生产，孕妈妈也可以做一些入院准备，并开始为迎接宝宝的出生做一些准备。

　　□ 列出清单，准备宝宝用品

　　□ 有胎位不正的孕妈妈，应坚持做体操，以改善胎位不正

　　□ 开始每半个月做一次产检

　　□ 保护腰部不受伤害

　　□ 每天数胎动，留心不一样的胎动

　　□ 如果有条件，不妨自己动手制作一件宝宝装

　　□ 开始做住院的准备

　　□ 可以开始布置婴儿房

　　□ 职场妈妈安排好产假

准爸爸能为孕妈妈做的事

　　准爸爸应多用心，随时留意孕妈妈的生活起居，毕竟本月是早产的高发阶段。准爸爸可以叮嘱孕妈妈慢慢起床，别让她独自上下楼梯、独自外出，也别让她频繁运动，所以家务事与提拿物品的活儿就自己扛起来吧。

九、孕9月（225～252天）

小宝贝也已经具备了新生儿的外表，渐渐成长为能适应外界环境的状态了。只要再坚持一下就可以见到他了，还有什么比这更能让你感到幸福的吗？

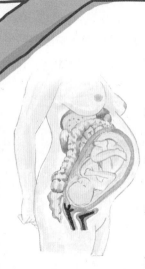

❤ 孕妈妈的身体变化

→ 子宫底在肚脐上约14厘米处，体重不再大幅增长。

→ 子宫壁和腹壁变得很薄，可以看见胎儿在腹中活动时手脚、肘部在腹部突显的样子。

→ 由于子宫压迫膀胱，排尿次数增加，尿频症状明显。

→ 临近分娩，部分孕妇会出现情绪波动，自控能力差，可有易怒、失眠等情况出现。

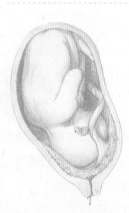

❤ 胎儿的发育状况

→ 身长50厘米左右，体重2000～2800克。

→ 皮下脂肪较为丰满，周身呈圆形，脸蛋儿圆润饱满。

→ 头转向下，头部进入骨盆，为出生做准备。

→ 肝脏开始清理血液中的废弃物，肾脏已经发育完成。

本月专家贴心提示

孕妈妈的身体终于到了能把孕宝宝生出来的状态，而且离能见到宝宝的日子越来越近了。孕妈妈身体上的负担可能也越来越大，应多注意休息，但也不能完全躺着不动，适当做一些助产运动，对维持身体健康和帮助顺利分娩都有帮助。如果孕妈妈骨盆与耻骨附近的疼痛较为明显，甚至痛到难以行走，应及时向医生求助，寻求缓解疼痛的方法。

孕妈妈可以做的事

孕妈妈此时可以多了解一些关于分娩的知识，了解宝宝出生后的注意事项等。如果对接下来的阵痛和分娩感到担忧，从现在就开始练习怎样呼吸吧！

☐ 适当补锌，帮助顺产

☐ 确认生产计划（是顺产还是剖宫产）

☐ 提前安排月子里的繁杂事

☐ 确认办理宝宝出生登记等各项手续

☐ 勤数胎动，及时发现异常

☐ 练习生产时的呼吸方法

☐ 练习顺产分娩操

☐ 本月依然不能忽视体重管理

准爸爸能为孕妈妈做的事

越临近分娩，准爸爸越要细心呵护孕妈妈，帮孕妈妈按摩、准备饭菜等。因为孕妈妈的肚子已经非常大了，所以，洗脚、剪脚趾甲、系安全带这类事情，都应由准爸爸代劳。有些准爸爸也会有产前焦虑情绪，一定要注意调整好，以免给孕妈妈造成不良影响。

十、孕10月（253~280天）

胎儿在本月的活动减少，器官已发育完好，具备"出来"和爸爸妈妈见面的条件了。孕妈妈也应随时做好准备，一旦出现宫缩、见红等情况时，应迅速就医。

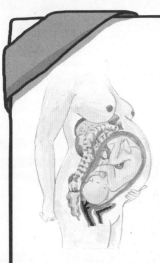

💗 孕妈妈的身体变化

→ 子宫底高30~35厘米，胎儿的位置有所降低。

→ 腹部凸出部分有稍减的感觉，胃和心脏的压迫感减轻。

→ 膀胱和直肠的压迫感大大增强，尿频、便秘更加严重，下肢也有难以行动的感觉。

→ 身体为生产所做的准备已经成熟，子宫颈和阴道趋于软化，容易伸缩，分泌物增加。

→ 子宫收缩频繁，开始出现生产征兆。

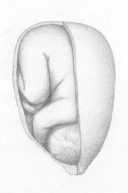

💗 胎儿的发育状况

→ 身长50~52厘米，体重为3000~3500克。

→ 体形圆润，皮下脂肪增厚，皮肤呈淡红色。

→ 骨骼结实，头盖骨变硬，内脏、肌肉、神经等都非常发达，已具备在母体之外生存的条件。

→ 胎毛消失了，一部分胎脂也消失了，只留下小部分胎脂，以便在出生时更顺利地通过产道。

🌸 本月专家贴心提示

终于要进入临盆的时刻了，当期待与紧张、焦虑等情绪同时袭来时，很多孕妈妈都会感到有些不安。但是，生产不是孕妈妈自己孤军奋战，要知道，准爸爸与医疗团队以及肚子里的宝宝，也都会在孕妈妈的身旁关注着她。孕妈妈要相信自己是能顺利生产的。所以，打起精神来，随时待产！

🌸 孕妈妈可以做的事

为了能保持精力充沛地与宝宝见面，孕妈妈要注意将身体调整到最佳状态。同时，为了确保生产时更顺利，不管是入院的准备，还是住院期间的生活安排，都应做好充足准备。

☐ 每周做一次产检

☐ 安排好去医院的路线及相关事宜

☐ 再次检查确认入出院时需要准备的物品

☐ 准备育婴用品

☐ 再次确认生产计划与生产流程

☐ 本月依然不能忽视体重管理

☐ 请一个合适的月嫂

☐ 提前了解分娩时可能会碰到的尴尬事

☐ 留心分娩征兆

🌸 准爸爸能为孕妈妈做的事

离与宝宝见面的日子越来越近了，准爸爸应尽可能待在孕妈妈的身旁，就算不在身边，也应确保联系通畅，一定要让孕妈妈能及时联络到。如果准爸爸要陪产，除了给予孕妈妈精神上的支持之外，还应该想办法促进生产的顺利进行。比如，辅导孕妈妈正确用力、引导孕妈妈正确呼吸等。

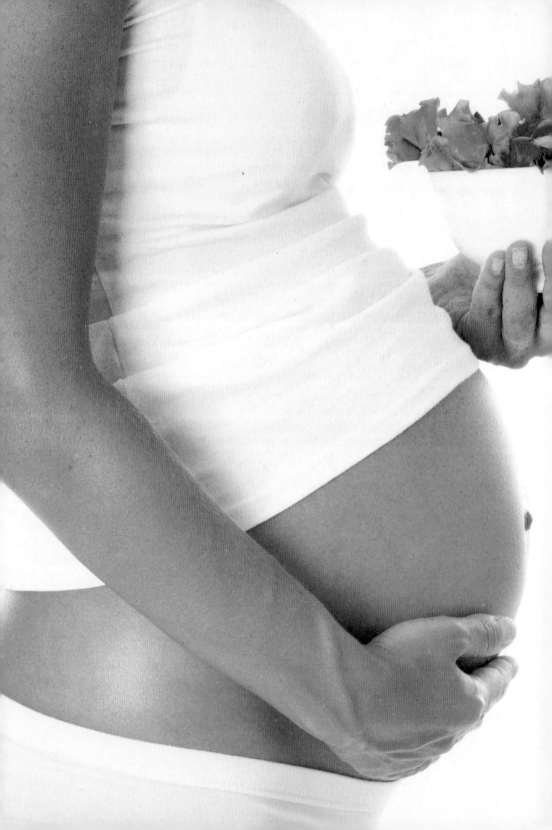

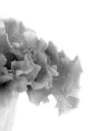

第2章 科学饮食，
孕妈健美、胎宝健康

孕期饮食与营养直接关系到母婴健康。在这漫长的 10 个月里，孕妈妈该怎么吃才能让小宝贝健康成长，自己窈窕好"孕"？掌握保持体形、健康孕育的饮食原则，吃对食物，补对营养，怀孕了照样可以既美丽又健康。

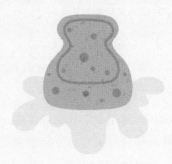

一、孕1月：
均衡营养，提高免疫力

刚刚怀孕，胎儿还很小，孕妈妈不需要大补特补，只要保证饮食营养均衡、全面即可。如果孕前饮食很规律，只需继续保持就可以。

❤ 本月所需关键营养素

孕1月，孕妈妈的营养需求与孕前没有太大变化，但毕竟已经开始孕育孕宝了，应适当补充叶酸、维生素E、卵磷脂等，以维持自身和胎儿的需要。

▶▼ 叶酸

孕早期是补充叶酸的关键时期。孕妈妈如果缺乏叶酸，可导致胎儿神经管发育缺陷，从而增加裂脑儿、无脑儿的发生率。一般医生会建议孕妈妈从孕前3个月开始摄取叶酸，一直服用到怀孕后3个月。除了摄取叶酸补充剂外，还可适当多吃含叶酸丰富的食物，如西蓝花、菠菜、橘子、香蕉等。

▶▼ 卵磷脂

孕1月适当补充卵磷脂有利于胎儿以后的记忆和脑神经发育，避免出现胎儿发育不全、先天畸形等。卵磷脂可从蛋黄、大豆、动物肝脏、谷类等食物中获取。

▶▼ 蛋白质

蛋白质是胎儿生长发育的基本营养素。孕妈妈自怀孕后就应注意蛋白质的补充。饮食中可适当多摄取富含优质蛋白质的食物，如鱼类、乳类、蛋类、瘦肉类和豆制品。

▶▼ 维生素 E

维生素E有利于胎儿的大脑发育和预防习惯性流产。孕妈妈应该从孕早期开始，每日适当补充维生素E，这样可以预防在孕中期容易出现的胎儿发育不良、胎动不安等症；维生素E还能预防孕期毛发脱落、妊娠纹、色斑等现象。牛肉、杏仁、马铃薯、椰子油、葵花子油等食物中富含维生素E，可适量摄取。

胎宝健康、孕妈健美饮食原则

现代女性注重身材保养，要想为宝宝和自身提供充足营养的同时，又不至于长得太胖，怀孕初期就应控制好体重，保持规律健康的饮食习惯。

饮食多样化

怀孕第1个月，孕妈妈在饮食上应保持多样化，合理安排膳食，适当补充孕期必需的营养素。饮食上要注意粗细搭配、荤素搭配，在食物的制作过程中，调料、香料等的加入也要科学合理，不能破坏食物原有的营养物质。如果孕妈妈在怀孕时胃口不好，挑食、偏食，宝宝出生后也可能会出现偏食、挑食等现象。

考虑到自己的喜好

孕1月，孕妈妈没有太多需要忌口的东西，在不影响营养的情况下，可以选择自己喜欢吃的，且有利于宝宝发育的食物。一些所谓的"营养"食品，如果自己不喜欢吃，不必强迫自己吃下去，以免影响食欲。但这并不意味着可以随意吃，就算是自己喜欢的食物也要把握量，做到少吃多餐，以免机体营养素摄入不均衡。

忌一怀孕就大补

很多孕妈妈都会碰到这样的情况：刚得知怀孕，家里的长辈都特别高兴，买来许多营养品、补品等来为孕妈妈补身体。其实，怀胎十月，胎儿在母体内的发育是一个从小到大的过程，对营养的需求也是逐渐增多的。在孕1月，胎儿还很小，不需要孕妈妈大补特补，只要保持饮食营养均衡、全面，不挑食、偏食即可。如果这一阶段就开始大补，不仅无益于胎儿，还会导致孕妈妈在初期就过度肥胖。

每天1杯牛奶

孕妈妈在整个怀孕期间都需要补钙，一方面是满足自身需要，一方面是为胎儿的发育输入营养。补钙最好是食补，每天喝1杯牛奶（200～400毫升）是不错的选择。牛奶中含有的钙不仅容易被吸收，而且磷、钾、镁及氨基酸的比例都十分合理。

健康食谱推荐

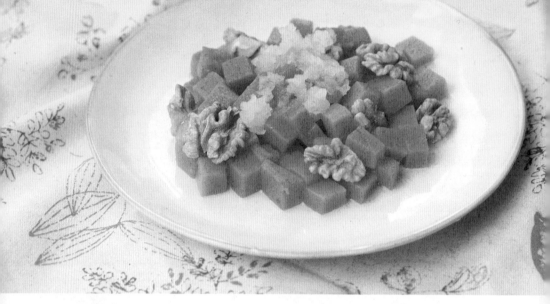

扫扫二维码
轻松同步做美味

嫩南瓜核桃沙拉

▶▼ **原料**

嫩南瓜100克，梨80克，核桃仁30克

▶▼ **做法**

1 将洗净去皮去核的梨切薄片，切丝，再切成泥。

2 将洗净去皮的南瓜切厚片，切条，再切丁。

3 将核桃仁用刀面拍扁，再切碎，待用。

4 锅中注入适量清水烧开，倒入南瓜、核桃，搅拌片刻，煮至熟软。

5 将煮好的食材捞出，沥干水分。

6 把沥干的食材装入盘中，倒入梨子泥即可。

鸡肝粥

▶▼ **原料**

鸡肝200克，水发大米500克，姜丝、葱花各少许

▶▼ **调料**

盐1克，生抽5毫升

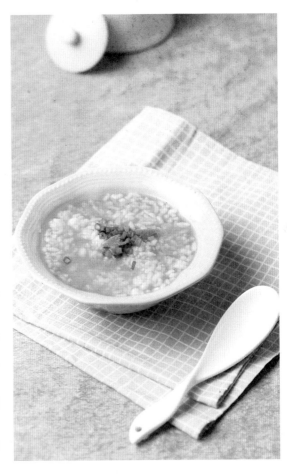

▶▼ **做法**

1 将洗净的鸡肝切条。

2 砂锅注水，倒入泡好的大米，拌匀，盖上盖，用大火煮开后转小火续煮40分钟至熟软。

3 揭盖，倒入切好的鸡肝，拌匀，加入姜丝，拌匀，放入盐、生抽，拌匀。

4 盖上盖，煮约5分钟至鸡肝熟透；揭盖，放入葱花，拌匀。

5 关火后盛出煮好的鸡肝粥，装碗即可。

扫扫二维码
轻松同步做美味

椰子油拌彩椒

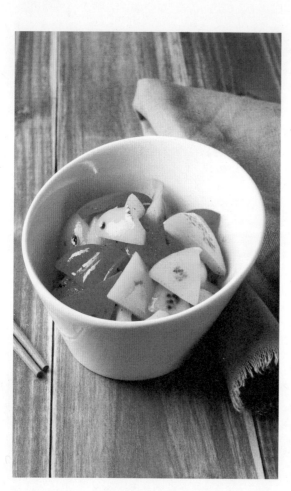

▶▼ **原料**

红彩椒、黄彩椒各120克，柠
檬汁少许

▶▼ **调料**

椰子油、盐、白胡椒粉、食用
油各适量

▶▼ **做法**

1 将洗净的黄彩椒对半切开，去
子，切条，切小块。

2 将洗净的红彩椒对半切开，去
子，切条，切小块。

3 煎锅下食用油烧热，放入红、
黄彩椒煎至微焦，将煎好的彩
椒盛出，装入盘中，待用。

4 备好一个大碗，倒入椰子油、
柠檬汁，加入适量白胡椒粉、
盐，搅拌均匀。

5 倒入煎好的彩椒，搅拌片刻，
盛入碗中即可。

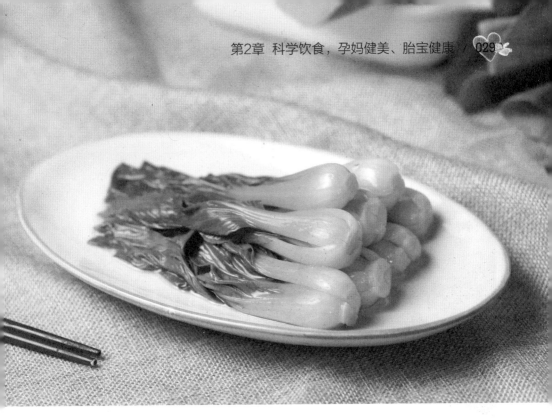

鸡汁小白菜

扫扫二维码
轻松同步做美味

▶▼ **原料**

小白菜400克，鸡汁适量

▶▼ **调料**

盐、味精、白糖各3克，水淀粉少
许，食用油适量

▶▼ **做法**

1 将洗净的小白菜菜头切上十字花刀，
装入盘中，备用。

2 锅中倒入适量清水烧开，加少许食用
油，倒入小白菜，拌匀，焯约1分钟
后捞出。

3 炒锅置火上，注入少许食用油烧热，
倒入小白菜、鸡汁。

4 加入盐、味精、白糖，炒匀调味。

5 加入少许水淀粉，拌炒均匀。

6 将炒好的小白菜夹入盘中，浇上原汤
汁即可。

香蕉三明治

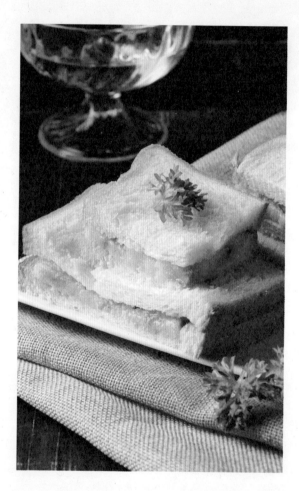

▶▶ **原料**

香蕉120克，面包4片，椰粉20克，花生黄油15克

▶▶ **做法**

1 将香蕉切去尾部，去皮，改切成片。

2 取出两片面包，均匀地涂抹上花生黄油，在其中一片面包上摆放上香蕉片。

3 往香蕉片上撒上椰粉。

4 盖上另外一片抹上花生黄油的面包，制成三明治。

5 将做好的三明治对半切开，摆放在备好的盘中即可。

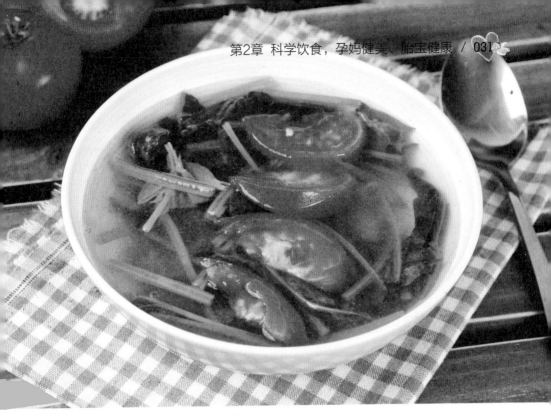

番茄菠菜汤

扫扫二维码
轻松同步做美味

▶▼ **原料**

菠菜200克，番茄100克，姜片少许

▶▼ **调料**

盐、鸡粉、食用油各适量

▶▼ **做法**

1 将洗净的番茄切块，菠菜切成段。

2 锅中加入适量清水，烧开后加入食用油、盐、鸡粉。

3 放入姜片、番茄，煮至沸。

4 倒入菠菜，煮约2分钟至熟透。

5 关火后将煮好的汤盛入碗中即可。

二、孕2月：
调整饮食，减轻"害喜"

本月孕妈妈会陆续出现"早孕反应"，需调整好饮食，避免因呕吐、恶心等妊娠反应造成的食欲不振、营养不良等现象。

❤ 本月所需关键营养素

孕2月是胎儿器官形成的关键时期，孕妈妈应重点补充蛋白质、锌、碘、糖类、B族维生素等营养素。

▶ 锌

补锌能增进孕妈妈的食欲，进而增加营养摄入。这个月还是胎儿大脑和神经系统快速发育的时期，如果缺锌会对胎儿的发育有影响。补锌的最佳方式是食补，孕妈妈平时可以多吃一些含锌丰富的食物，如虾米、蛤蜊、猪瘦肉、猪肝、鸡蛋、核桃等。

▶ 碘

碘是胎儿脑发育过程中的重要营养素，这个时期缺碘不仅会导致胎儿脑损伤，还可能会导致流产、死胎、死产、发育障碍和智力低下等状况的发生，并可导致缺碘性甲状腺功能障碍，严重威胁母婴安全。缺碘可适当吃些海带、紫菜等海产品。

▶ 糖类

怀孕早期，葡萄糖是胎儿重要的能量来源，而糖类进入人体后最终可分解为葡萄糖，被胎儿吸收。糖类主要从主食中获得，如米饭、面包、马铃薯、燕麦等食物，薯类和水果也富含糖类，孕妈妈每天可适当摄取。

▶ 维生素 B_6

早孕反应严重的孕妈妈可适当补充维生素B_6。麦芽糖中维生素B_6含量较高，适量食用不仅可以缓解妊娠呕吐，还能使孕妈妈精力充沛。此外，动物肝脏、鱼类、豆类、葵花子、花生等食物中均含有较多的维生素B_6。

胎宝健康、孕妈健美饮食原则

由于孕早期易流产，所以这个阶段的孕妇应该特别注意作息时间和饮食。家人可每天为孕妈妈准备好新鲜水果和点心，在孕妈妈想吃东西时可随时取用，饭菜也要合孕妈妈的口味。不过，这一阶段还是不适合大补。

▶▼ 饮食宜清淡可口、易消化

如果孕妈妈食欲不佳，可以有选择性地食用健脾开胃、富有营养又容易消化的食物，如苹果、枇杷、石榴、米汤、赤豆、鸭蛋、鲈鱼、白菜、冬瓜、山药等。

▶▼ 少量多餐

很多孕妈妈此时会有不同程度的恶心、呕吐、厌食等症状。但怀孕之后，孕妈妈需要的能量比平时还要多些，所以饮食上宜采取少量多餐的原则，即在保持总摄食量不变的情况下，三餐适当少吃点，在两餐之间可以吃些喜欢的小点心、水果等食品。这样可使孕妈妈在没有食欲的情况下补充足够的能量。平时应多喝水、多吃蔬菜，吃一些清淡可口、量少质精的食品，想吐就吐，能吃就吃，尽量保障每日热量的基本供应。

▶▼ 少吃油炸类食物

虽然油炸食品滋味诱人，但怀孕2个月时，由于妊娠反应，孕妈妈吃油炸食物后会难以消化吸收，还会导致食欲不佳。而且油炸食品中含有的丙烯酰胺是一种有致癌作用的化学物质，对胎儿的伤害很大，可以直接突破尚未发育完全的血脑屏障，进入胎儿脑部，从而对宝宝的智力构成伤害。

▶▼ 拒绝咖啡、乙醇（酒精）

怀孕后经常喝咖啡，其含有的咖啡因可导致脱氧核糖核酸（DNA）损伤及染色体畸变，加大流产和产生畸形婴儿的概率。乙醇（酒精）会使人精神振奋，不易入睡，从而影响孕妈妈的睡眠和精神状况。因此，咖啡、乙醇（酒精）类饮品都要戒除。

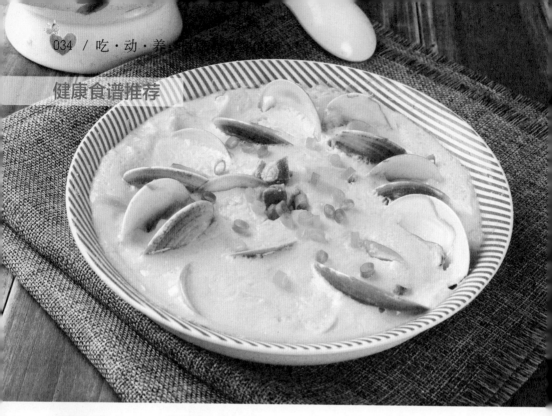

扫扫二维码
轻松同步做美味

水蛋爆蛤仁

▶ 原料

蛤蜊150克，金华火腿30克，鸡蛋液
100毫升，葱花少许

▶ 调料

盐2克

▶ 做法

1 将备好的火腿切条，改切成丁。

2 将鸡蛋液倒入备好的大碗中，加盐，
注入适量温水，打散。

3 将调好的鸡蛋液倒入盘中，放上备好
的蛤蜊、火腿，包裹上一层保鲜膜，
待用。

4 电蒸锅注水烧开，放上食材，蒸约12
分钟，取出食材，撕开保鲜膜，撒上
葱花即可。

黄豆大枣粥

扫扫二维码
轻松同步做美味

▶▼ **原料**

水发大米350克，水发黄豆150克，大枣20克

▶▼ **调料**

白糖适量

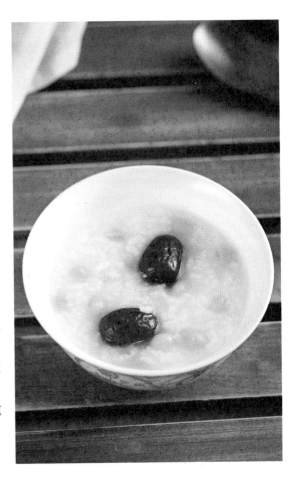

▶▼ **做法**

1 砂锅注入适量清水。

2 倒入泡好的大米，放入黄豆、大枣。

3 盖上盖，用大火煮开后转小火续煮约40分钟至食材熟软。

4 揭盖，加入白糖，搅拌均匀至白糖溶化。

5 关火后盛出煮好的粥，装入碗中即可。

扫扫二维码
轻松同步做美味

肉末炒菠菜

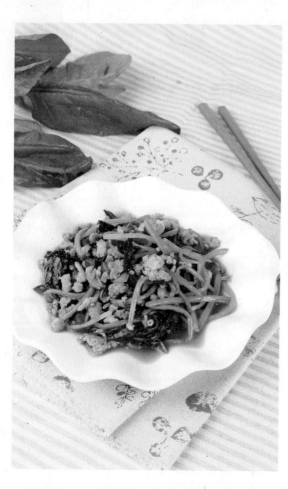

▼▼ **原料**

菠菜150克，猪肉末60克，红椒粒30克，葱花、蒜末各少许

▼▼ **调料**

盐、鸡粉各2克，生抽、水淀粉各4毫升，食用油适量

▼▼ **做法**

1 将洗净的菠菜切成长段。

2 锅中注水烧开，倒入菠菜段，拌匀，焯至断生，捞出，沥干水分，待用。

3 用油起锅，倒入肉末，翻炒至转色，倒入蒜末、葱花，翻炒出香味。

4 放入菠菜段、红椒粒，翻炒均匀，加入少许清水，放入生抽、盐、鸡粉、水淀粉，快速翻炒匀。

5 关火后将炒好的菜肴盛入盘中即可。

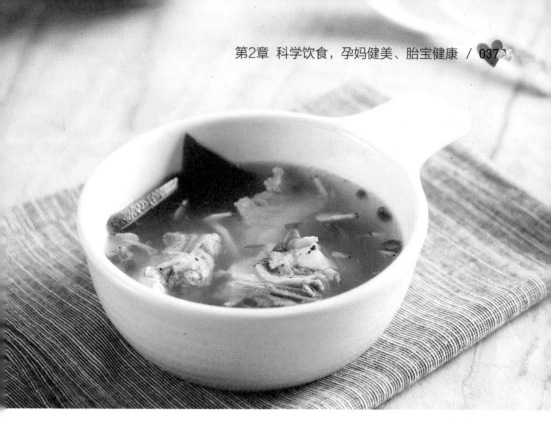

海带虾米排骨汤

扫扫二维码
轻松同步做美味

▶▶ **原料**

排骨350克，海带100克，虾米30克，姜片、葱花各少许

▶▶ **调料**

盐3克，鸡粉2克，料酒16毫升，胡椒粉适量

▶▶ **做法**

1 将泡发洗净的海带切小块，备用。

2 锅中注水烧开，倒入洗净的排骨，淋入8毫升料酒，拌匀，煮至沸，捞出排骨，待用。

3 砂锅中注水烧开，放入排骨、姜片、虾米、8毫升料酒，盖上盖，烧开后用小火煮30分钟至食材熟软。

4 揭开盖，放入海带，拌匀，用小火续煮20分钟。

5 放入盐、鸡粉、胡椒粉，搅拌一会儿，至食材入味，关火后盛出，撒上葱花即可。

扫扫二维码
轻松同步做美味

骨头汤

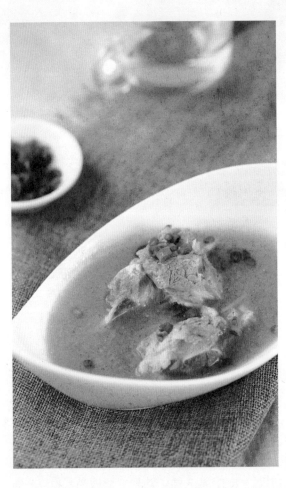

▶ 原料

猪大骨850克，姜片、葱花各少许

▶ 调料

盐、鸡粉各2克，胡椒粉少许

▶ 做法

1 锅中注入适量清水烧开，倒入洗净的猪大骨，焯片刻至去除血水和杂质。

2 将焯好的猪大骨捞出，沥干水分，待用。

3 砂锅中注入适量清水烧开，倒入猪大骨、姜片，搅拌匀。

4 盖上锅盖，大火煮开后转小火炖1小时。

5 掀开盖，加入盐、鸡粉、胡椒粉，搅拌调味。

6 将煮好的汤盛入碗中，撒上葱花即可。

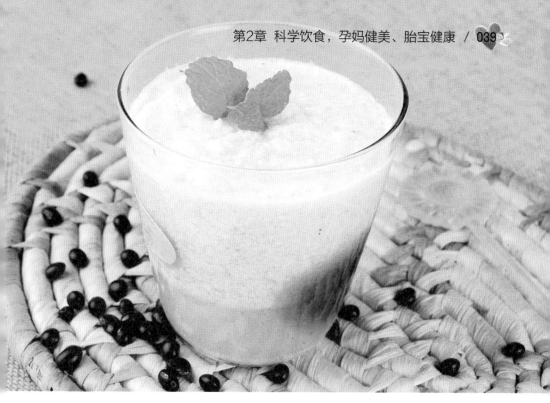

冬瓜黑豆饮

扫扫二维码
轻松同步做美味

▶ 原料

水发黑豆80克，冬瓜150克

▶ 调料

麦芽糖30克

▶ 做法

1 将洗净的冬瓜去皮，切成小块。

2 备好榨汁机，倒入泡发好的黑豆，加入适量凉开水，盖上盖，调转旋钮至1档，榨取黑豆汁。

3 揭盖，将榨好的黑豆汁滤入碗中。

4 锅中注入清水烧开，倒入黑豆汁、麦芽糖，搅匀，煮至开，盛出，装入碗中待用。

5 备好榨汁机，倒入冬瓜块、黑豆汁，盖上盖，调转旋钮至1档，榨取冬瓜黑豆汁。

6 揭盖，将榨好的饮品倒入杯中即可。

三、孕3月：
饮食多样化，择优补充

本月胎儿器官的形成和发育需要丰富的营养，孕妈妈要多为胎儿储备一些优质的营养物质，以满足其营养所需。

本月所需关键营养素

此时的胎宝宝胎体尚小，所需的营养素不多，但依然处于发育关键期，因此，该补的还是要补。孕妈妈可重点补充维生素和矿物质，尤其是维生素A、铁等。

▶▼ 维生素A

维生素A对胎儿皮肤、胃肠和肺的发育影响很大，孕妈妈应该适量补充些维生素A，但不可补充太多。维生素A大量存在于动物肝脏、瘦肉和蛋类等食物中，孕妈妈可适当补充。

▶▼ 铜

孕妈妈体内缺铜，会影响胎儿的正常分化和胎儿的健康，还会使胎膜的韧性和弹性降低，容易造成怀孕后期胎膜早破而出现早产的危害。铜在体内不能存储，需每日补充。人体对铜的需求量不多，补铜以食补为主。可适当多吃动物肝脏、粗粮、坚果、鱼虾、绿叶蔬菜和菌菇等。

▶▼ 铁

铁缺乏是女性孕期常见的营养缺乏问题之一，怀孕时母体内血容量扩张，胎儿和胎盘快速增长，都会使铁的需求量增加。补铁可以在怀孕前就开始，以预防孕期出现缺铁性贫血，孕早期补铁也有利于胎儿的稳定。补铁的同时适当补充一些富含维生素C的食品，可增强补铁效果。

▶▼ 镁

本月，孕妈妈情绪波动较大，适当补充镁元素，可起到调适情绪、调节心理的作用。不过，若孕妈妈体内镁含量太高，容易造成镁中毒。所以，在确认缺镁的情况下适当补充即可。

胎宝健康、孕妈健美饮食原则

本月依然是孕妈妈妊娠反应较为剧烈的时候，孕妈妈的食欲也会有所降低。不过，无须太担心，随着妊娠反应的减轻，食欲就会慢慢恢复。本月孕妈妈依然要坚持饮食多样化、均衡膳食的饮食原则，一些饮食宜忌应牢记。

选择易吸收、消化的食物

由于第3个月孕妈妈反应剧烈，有时会没有食欲，消化功能也不好，导致营养供应不足，影响胎儿发育。因此，应选择清淡、易消化、易吸收，同时又能减轻呕吐症状的食物。比如鱼、鸡、蛋、奶、豆腐等，均便于消化吸收，且味道鲜美，营养丰富，孕妈妈可经常选用。

选择健康零食

妊娠反应严重的孕妈妈，可以准备一些小零食，孕吐时可以起到缓解作用，还有补充能量的效果。零食应尽量选择水果、坚果、葡萄干、饼干、面包、酸奶等食物，少吃含脂肪、糖类和盐分较多的零食，如炸薯片、巧克力、甜甜圈等。

忌吃生冷的食物

怀孕后胃肠功能会减弱，过冷的食物会使胃肠血管突然收缩，使消化功能减弱而出现腹泻、腹痛等症状。尤其是在第3个月胎儿还没有完全稳定的情况下，孕妈妈很容易感染生冷食物中的细菌和寄生虫。一旦感染，则很容易引起免疫力下降。所以孕妈妈为了自己和宝宝的健康，一定要管住自己，忌吃生冷食物。

少吃盐、花椒等调料

女性在怀孕期间吃盐要适量。这是因为孕妈妈容易患水肿和高血压，盐分摄入过多，会加重水肿。做菜时，也应少放调料，有些调料中含防腐剂和色素，一定要仔细查看；有些调料如辣椒粉、花椒、胡椒粉等吃多了会导致孕妈妈燥热，加重孕期便秘等症状；此外，味精吃多了容易导致宝宝缺锌。

健康食谱推荐

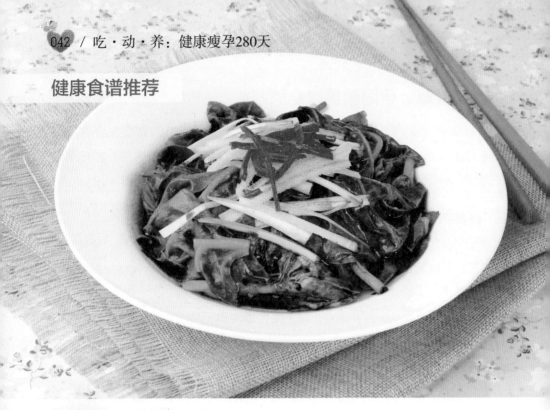

扫扫二维码
轻松同步做美味

白灼落葵

▶▼ **原料**

落葵（木耳菜）400克，姜丝、红椒丝各8克，大葱丝10克

▶▼ **调料**

盐2克，食用油、蒸鱼豉油各适量

▶▼ **做法**

1 锅中注入适量清水，大火烧开，加入盐、食用油，搅拌匀。

2 倒入择洗好的落葵，拌匀，煮至断生，将落葵捞出，沥干水分。

3 将落葵装入盘中，放上大葱丝、姜丝、红椒丝。

4 热锅注入少许食用油，烧至八成热，将热油浇在落葵上，淋上蒸鱼豉油即可。

肉末芽菜煸豆荚

扫扫二维码
轻松同步做美味

▶▼ 原料

肉末300克，豆荚150克，芽菜120克，红椒20克，蒜末少许

▶▼ 调料

盐、鸡粉各2克，豆瓣酱10克，生抽、食用油个适量

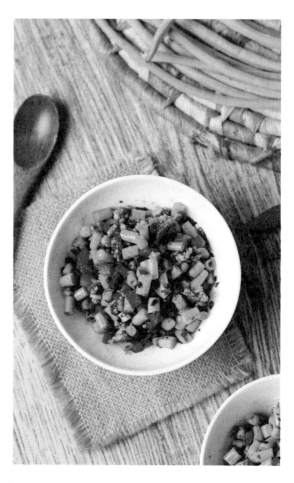

▶▼ 做法

1 将洗净的豆荚切成小段，洗好的红椒切成小块。

2 锅中注水烧开，加入少许食用油、1克盐，倒入豆荚段，搅散，煮至断生，捞出待用。

3 用油起锅，倒入肉末，炒至变色，加入生抽，略炒片刻。

4 放入豆瓣酱，炒匀，加入蒜末，炒香。

5 倒入豆荚、红椒，炒香，放入芽菜，用中火炒匀。

6 加入1克盐、鸡粉，炒匀，关火后盛出炒好的菜肴即可。

扫扫二维码
轻松同步做美味

蒸蛋小白菜

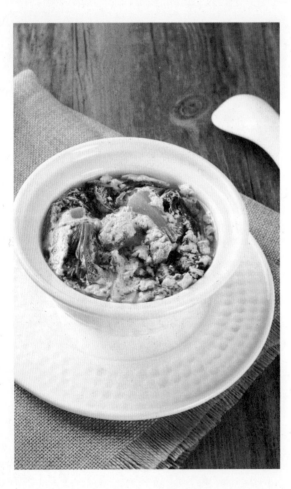

▶▼ 原料

小白菜50克，樱花虾干5克，鸡蛋1个

▶▼ 调料

盐、胡椒粉各2克，生抽3毫升

▶▼ 做法

1 将处理好的小白菜去柄，切成小段。

2 将鸡蛋打入碗中，用筷子打散搅匀，倒入樱花虾干、小白菜，加入盐、生抽、胡椒粉，拌匀。

3 注入适量凉开水，搅拌片刻，用保鲜膜将碗口封住。

4 备好微波炉，放入食材，定时3分30秒。

5 到达定时后，将食材取出，揭去保鲜膜，再倒入碗中即可。

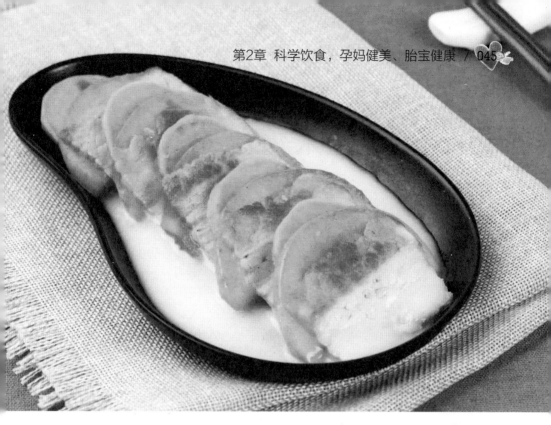

苹果猪排

扫扫二维码
轻松同步做美味

▶▷ **原料**

猪里脊肉200克，苹果、甘薯各100克，柠檬60克，高汤50毫升

▶▷ **调料**

奶油、食用油各适量，白糖3克，盐、胡椒粉各少许

▶▷ **做法**

1. 将苹果、柠檬分别切成片；将甘薯去皮，切成片；将猪里脊肉切片，用盐、胡椒粉腌渍片刻。

2. 热锅注油烧热，放入猪里脊肉片，煎至两面金黄，盛起待用。

3. 锅中留油，放入甘薯块，煎2分钟左右，放入苹果片，煎至两面焦黄，放

   入奶油，拌匀，待煎至食材上色后，将食材夹至备好的盘中。

4. 锅中倒入高汤，放入柠檬片、盐、胡椒粉、白糖，调成味汁。

5. 将煎好的甘薯片、苹果片、猪里脊肉片摆入备好的盘中，淋上味汁即可。

扫扫二维码
轻松同步做美味

排骨玉米汤

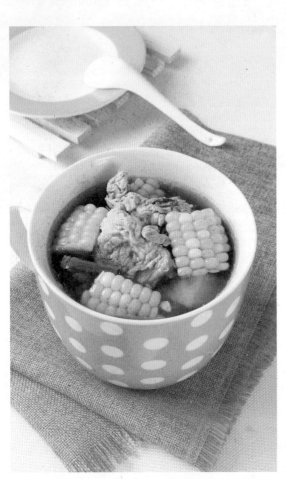

▶▶ **原料**

排骨段500克，鲜玉米1根，胡萝卜、姜丝、葱段各少许

▶▶ **调料**

盐、胡椒粉各少许

▶▶ **做法**

1 将玉米洗净，切段。
2 将胡萝卜去皮洗净，切块。
3 锅中注入适量清水，倒入排骨段，煮至断生，捞出，放入清水中洗净。
4 另起锅，加适量清水，倒入排骨、姜丝、葱段，加盖煮沸，转到汤锅烧开。
5 揭盖，倒入玉米、胡萝卜煮沸，再用慢火炖40分钟至排骨熟软。
6 加入盐、胡椒粉，搅匀调味，端出即可。

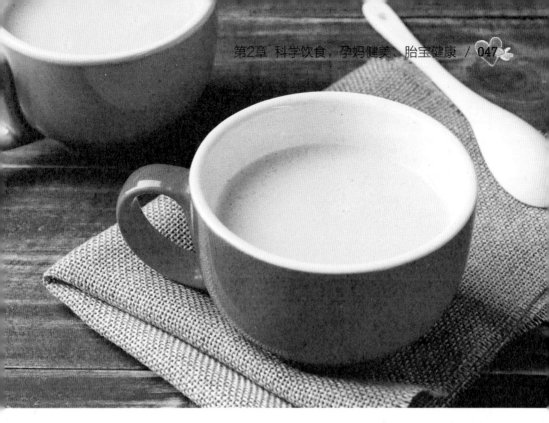

椰子油热奶昔

扫扫二维码
轻松同步做美味

▶▶ **原料**

椰奶120毫升，蛋黄1个

▶▶ **调料**

蜂蜜3克，椰子油3毫升

▶▶ **做法**

1 取大碗，放入蛋黄，加入椰奶。

2 倒入蜂蜜，加入椰子油，倒入适量凉开水，搅拌均匀成奶液。

3 锅中倒入搅匀的奶液，开火，煮至微微沸腾。

4 关火后盛出奶昔，装杯即可。

四、孕4月：
增量摄取营养，但勿过量

进入孕中期，胎儿已基本稳定，早期的不适症状逐渐消失，而且开始"显怀"了。此阶段需增加必需营养素的摄入，但也不能大吃大喝，以免过犹不及。

💙 本月所需关键营养素

从这个月开始，胎儿开始迅速生长发育，每天都需要大量营养素，为满足胎儿及母体营养素存储的需要，应注意补充下列营养素。

▶▼ 二十二碳六烯酸

二十二碳六烯酸（DHA）是构成大脑细胞膜的重要物质。为了满足胎儿大脑和视网膜上的神经元的发育，促进自身细胞膜的膜磷脂生长，就需要由母体供给胎儿更多的DHA。一般建议孕妈妈从怀孕4个月起就适当补充DHA。孕妈妈平时可以多吃鱼和干果类食物。

▶▼ 钙

此时，胎儿的骨骼发育迅速，孕妈妈需要补充足量的钙，以维持其正常发育。另外，孕妈妈缺钙易患骨质疏松症，还会影响情绪，使胎儿发育不良。补钙首选食补，如果钙严重不足，可在医生的指导下服用钙片。

▶▼ 碘

从本月开始，胎儿的甲状腺开始作用，能够自己制造激素了。孕妈妈要加强碘的补充，但不可过量，以每天摄入175微克为宜（相当于食用6克碘盐）。孕妈妈可适当多吃紫菜、海带、海鱼、海参、蛤蜊等。

▶▼ 维生素D

维生素D缺乏时，孕妈妈易出现骨质软化，且不利于自然分娩；宝宝缺乏维生素D，则可影响其骨骼及牙齿的发育，严重者可致先天性佝偻病。缺乏维生素D的孕妈妈，平时可适当晒太阳，但时间不要太长；也可以多吃鱼、动物肝脏、蘑菇等食物。

胎宝健康、孕妈健美饮食原则

孕4月是宝宝大脑发育的重要时期，不少器官开始形成。孕妈妈的体重开始增长，不小心就会造成超重。因此，补充营养素的同时，也要关注自身体重的变化，避免超重造成行动困难。

▶▼ 适量摄入膳食纤维

进入第4个月后，孕激素水平会升高，使小肠的平滑肌运动开始减慢，易造成孕妈妈便秘。而且由于子宫的扩大，也会压迫肠管，影响其正常功能。因此，应该多吃些富含膳食纤维的水果蔬菜，以促进肠管的蠕动，缓解便秘症状，排出身体内的毒素，使孕妇身体好、心情好。

▶▼ 三餐两点心

这种饮食模式是在正常一日三餐的基础上，为孕妈妈增加两次加餐。可将果汁、坚果、蛋糕、水果等作为加餐内容，这样既不会增加孕妈妈胃部的消化负担，又能及时补充孕中期胎儿快速生长发育所需的营养物质，以利于控制体重。

▶▼ 动物肝脏不能吃太多

动物肝脏虽然能够为孕妈妈提供丰富的维生素和矿物质，但它们也是动物体内的排毒器官，且胆固醇含量偏高，建议孕妇每周食用不超过2次，每次50~100克，千万不要多吃。

▶▼ 不偏食、不挑食、不暴饮暴食

研究发现，孕妈妈的口味可以通过羊水传给胎儿，如果孕妈妈只偏好某些食物，宝宝出生后也容易偏食，相反，如果在孕期保证饮食多样化，不挑食，将来宝宝挑食的概率也会相应降低。而暴饮暴食则是养胎的大忌，会使孕期体重增长过多，诱发妊娠高血压、妊娠糖尿病等疾病，对于胎儿的正常发育也是极为不利的。

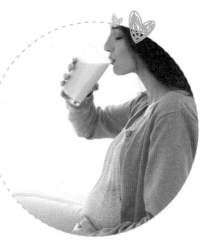

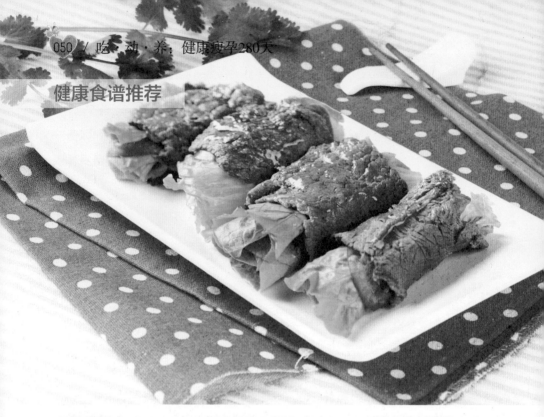

扫扫二维码
轻松同步做美味

牛肉胡萝卜卷

▶ 原料

牛肉270克，胡萝卜60克，生菜45克，番茄65克，鸡蛋1个，面粉适量

▶ 调料

盐3克，胡椒粉少许，料酒4毫升，橄榄油适量

▶ 做法

1 将洗净去皮的胡萝卜切薄片，生菜切除根部，番茄切薄片。

2 将牛肉切片装碗，打入蛋清，加1克盐、料酒、面粉，拌匀上浆，注入少许橄榄油，腌渍约10分钟。

3 往胡萝卜片中加2克盐、胡椒粉，拌匀，腌渍约10分钟。

4 煎锅注入橄榄油烧热，放入牛肉片，煎出香味，撒上胡椒粉，翻转肉片，煎至其七八成熟，盛出。

5 取煎好的肉片，铺开，放上番茄、生菜，铺上胡萝卜，卷成卷儿。

6 依此做完余下的食材，装盘即可。

南瓜番茄面疙瘩

扫扫二维码
轻松同步做美味

▶▾ **原料**

南瓜75克，番茄80克，面粉
120克，茴香叶末少许

▶▾ **调料**

盐2克，鸡粉1克，食用油适量

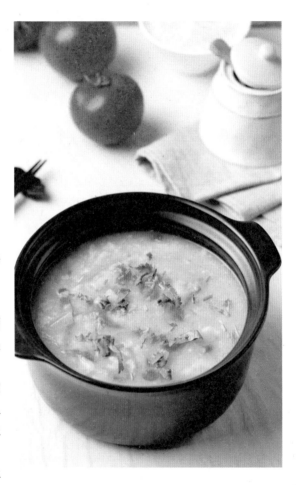

▶▾ **做法**

1 将洗净的番茄切成小瓣；将洗净
去皮的南瓜切开，再切成片。

2 把面粉装入碗中，加少许盐，
分次注入清水，搅拌均匀，倒
入少许食用油，拌匀，至其呈
稀糊状。

3 砂锅中注入适量清水烧开，加
少许盐、食用油、鸡粉，倒入
切好的南瓜，搅拌匀，盖上
盖，煮约1分30秒至其断生。

4 揭盖，倒入番茄，拌匀，再盖上
盖，烧开后用小火煮约5分钟。

5 揭盖，倒入面糊，搅匀至面糊
呈疙瘩状，拌煮至粥浓稠。

6 关火后盛出煮好的面疙瘩，点
缀上茴香叶末即可。

扫扫二维码
轻松同步做美味

炒甘薯玉米粒

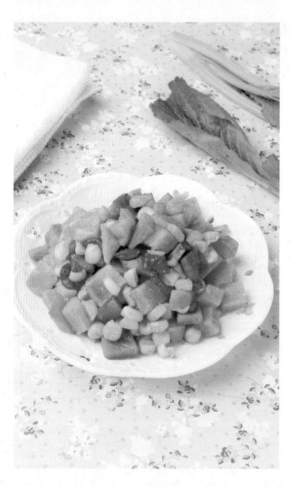

▶▶ **原料**

玉米粒135克，去皮甘薯120克，去子圆椒、枸杞子各30克

▶▶ **调料**

盐、鸡粉各1克，水淀粉5毫升，食用油适量

▶▶ **做法**

1 将去皮甘薯切厚片，切粗条，再切丁；将洗净去子的圆椒切条，再切丁。

2 沸水锅中倒入甘薯丁，焯约2分钟，倒入洗净的玉米粒，焯约1分钟至食材断生，捞出焯好的食材，沥干，装盘待用。

3 用油起锅，倒入焯好的食材，翻炒约半分钟，放入圆椒丁、枸杞子，炒匀，注入少许清水，搅匀，稍煮1分钟至食材熟软。

4 加入盐、鸡粉，炒匀调味，用水淀粉勾芡，炒至收汁。

5 关火后盛出菜肴，装盘即可。

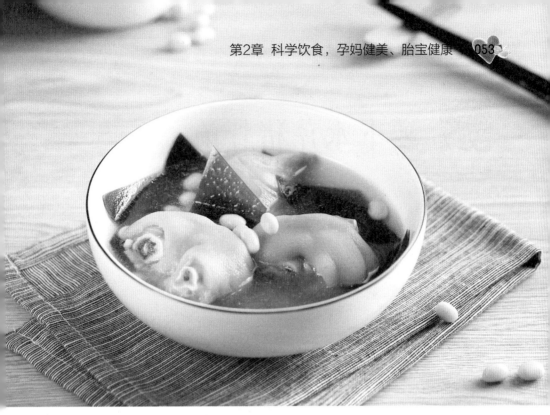

海带黄豆猪蹄汤

扫扫二维码
轻松同步做美味

▶▷ **原料**

猪蹄500克，水发黄豆100克，海带80克，姜片40克

▶▷ **调料**

盐、鸡粉各2克，胡椒粉少许，料酒6毫升，白醋15毫升

▶▷ **做法**

1 将洗净的猪蹄斩成小块，海带切成小块，备用。

2 开水锅中放入猪蹄块、白醋，大火略煮后捞出。

3 锅中再放入海带，煮约半分钟，捞出，待用。

4 砂锅中注水烧开，放入姜片、黄豆、猪蹄、海带、料酒，拌匀。

5 盖上盖，炖约1小时。

6 揭盖，加入鸡粉、盐，搅匀。

7 撒上少许胡椒粉，煮至汤汁入味，关火后取下砂锅即可。

萝卜水芹猪骨汤

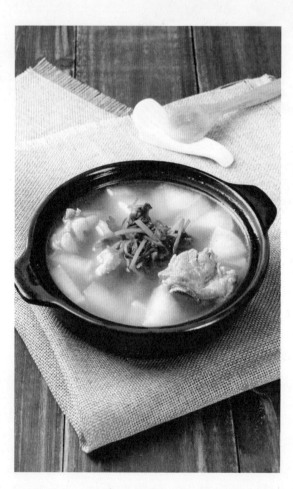

▶▶ 原料

猪排骨140克，去皮白萝卜150克，水芹15克，姜片少许

▶▶ 调料

盐3克，胡椒粉4克，料酒6毫升

▶▶ 做法

1 将白萝卜切片，改切成小扇形块；洗净的水芹切小段。

2 将洗好的猪排骨斩成块，装碗，放入1克盐、胡椒粉，拌匀，腌渍约10分钟至入味。

3 锅中注水烧开，放入排骨块、白萝卜、姜片、料酒，搅匀，煮至沸腾，掠去浮沫。

4 加盖，用小火炖约30分钟；揭盖，加入2克盐、胡椒粉，搅匀调味，放入水芹，搅匀，关火后盛出即可。

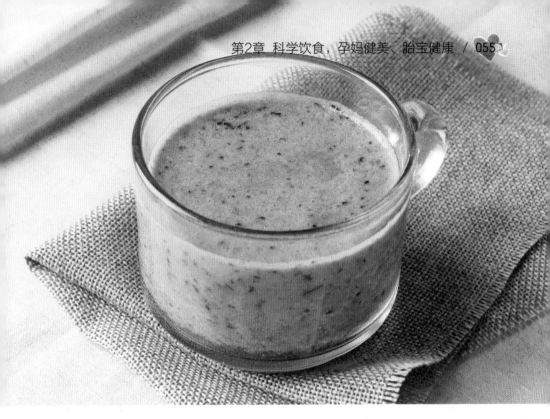

蓝莓樱桃番茄汁

扫扫二维码
轻松同步做美味

▶▶ **原料**

蓝莓50克，樱桃番茄80克，豆浆100毫升

▶▶ **调料**

椰子油5毫升，蜂蜜5克

▶▶ **做法**

1 将洗净的樱桃番茄去蒂，对半切开。

2 备好榨汁机，取榨汁杯，倒入备好的樱桃番茄、蓝莓，加入豆浆、椰子油、蜂蜜。

3 盖上盖，将榨汁杯安装在机座上，榨约1分钟。

4 将榨好的果汁倒入杯中即可。

五、孕5月：
补足营养，安心养胎

本月，胎儿依然在快速发育，母体的子宫、乳腺等器官也在发育，需要加大营养物质的补充，但也要防止过量，以免母体和胎儿过于肥胖。

💙 本月所需关键营养素

这个时期是胎儿感觉器官发育的顶峰时期，需要的营养更多，孕妈妈应定期检查自己的营养状况，并根据宝宝的发育情况有针对性地进行补充。

▶▼ 维生素C

维生素C可协助胎儿的骨髓形成红细胞和白细胞，对宝宝皮肤生长也很有好处；维生素C还能增强孕妈妈的免疫力，促进铁质吸收，预防贫血。孕妈妈可多吃深绿色蔬菜和柑橘类水果。

▶▼ 牛磺酸

在宝宝视力发育的关键阶段，补充牛磺酸能够促进宝宝视网膜的发育，有利于视觉感受器的发育，从而改善视觉功能。补充牛磺酸还能促进宝宝脑组织和智力的发育，能明显促进神经系统的生长发育和细胞增殖、分化。牛磺酸含量较丰富的食物有海鱼、紫菜等，孕妈妈可适当食用。

▶▼ 脂肪

进入怀孕中期后，胎儿机体和大脑发育速度加快，对脂质和必需脂肪酸的需求增加。为了在孕期保持身材，脂肪的摄入量以满足孕妈妈和宝宝的需求为准，不可多摄入，否则会造成肥胖。平时的饮食中，可适当增加些富含脂质的食物，如花生仁、核桃仁、芝麻及牡蛎、鸭肉等。

▶▼ 钙

本月胎儿的骨骼、牙齿、五官、四肢都在快速发育，此时缺钙会影响胎儿生长。孕妈妈要多摄入含钙丰富的牛奶、骨头汤等，并适当补充维生素D，以增加钙质吸收。

胎宝健康、孕妈健美饮食原则

怀孕5个月时，孕妈妈已经有了孕妇的体形，而且越来越明显。这时开始有胎动了，孕妈妈可能会感到有些不舒服，所以需要注意情绪的稳定。饮食上也应与之前有所不同，该忌口的，即便想吃也只能忌口，切不可任性乱吃。

▶▼ 平衡膳食，种类丰富

此时，孕妈妈的食欲渐渐增加，胎儿也进入了稳定的生长发育期，营养需求也加大了。孕妈妈要注意平衡膳食，摄取的食物在种类上应尽量丰富，包括五谷杂粮、蔬菜、肉蛋奶、鱼虾，还要补充足够的水，尽可能摄取全面、合理的营养。

▶▼ 做好食物搭配

孕中期摄取食物种类丰富起来之后，孕妈妈要制订合理的饮食计划，其中，做好食物搭配是重点，包括菜肴的荤素搭配和主食的粗细搭配、干稀搭配等。这样不仅有利于孕妈妈摄入均衡、全面的营养，而且对孕中期胎儿的健康成长也有利。

▶▼ 宜多喝粥

孕5月时，孕妈妈的食欲大增，进食量会逐渐增多，但由于孕妇肠胃功能比较弱，有时会出现胃中胀满的症状，这时喝点粥可以很好地缓解此症状。因为粥熬的时间长，粥里的营养物质析出充分，所以粥不仅营养丰富，而且容易吸收。煮粥前最好将米用冷水浸泡约半小时，让米粒能够膨胀开，这样熬起粥来节省时间，而且熬出的粥浓稠、口感好。

▶▼ 适当吃点粗粮

粗粮主要包括谷类中的玉米、紫米、荞麦，以及豆类中的黄豆、青豆、赤豆、绿豆等。由于加工简单，粗粮保留有许多没有破坏的营养，含有比细粮更多的蛋白质、维生素、矿物质及膳食纤维。经常吃粗粮可以起到预防及缓解便秘的作用，还可以帮孕妈妈起到控制体重的目的。但是粗粮也不宜一次吃太多，过多会影响消化和吸收。

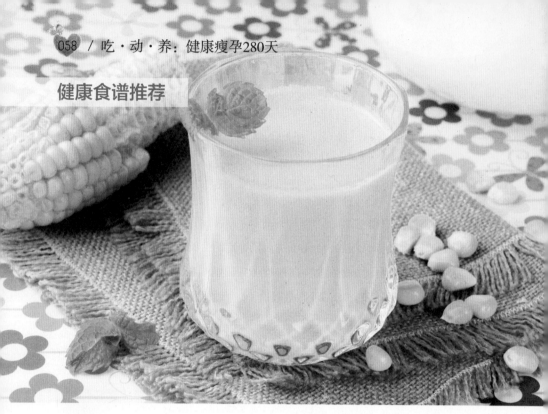

健康食谱推荐

扫扫二维码
轻松同步做美味

鲜奶玉米汁

▶▽ **原料**

鲜奶60毫升，玉米粒80克

▶▽ **做法**

1 备好榨汁机，倒入洗净的玉米粒，注入备好的鲜奶，加入少许清水。

2 盖上盖，调转旋钮，开始榨汁。

3 将榨好的玉米汁倒入滤网中，滤入碗中，待用。

4 热锅中倒入过滤好的玉米汁，持续搅拌一会儿，至玉米汁煮沸。

5 将煮好的玉米汁盛入杯子即可。

牛奶玉米鸡蛋羹

扫扫二维码
轻松同步做美味

▶▼ **原料**

牛奶250毫升，玉米粒60克，
鸡蛋20克

▶▼ **调料**

盐2克，白糖6克

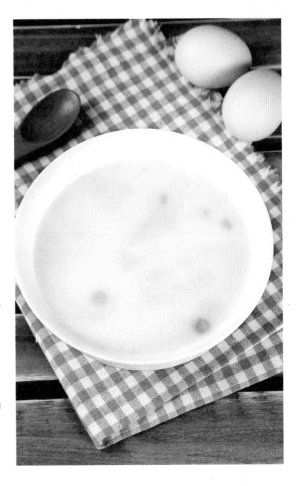

▶▼ **做法**

1 将备好的鸡蛋打入碗中，搅散、
拌匀，待用。

2 将备好的牛奶倒入锅中，注入
适量清水。

3 放入玉米粒，煮至熟。

4 放入盐、白糖，搅拌片刻。

5 倒入鸡蛋液，关火，缓缓搅散。

6 将煮好的蛋羹盛出，装入碗中
即可。

扫扫二维码
轻松同步做美味

鱼丸清汤面

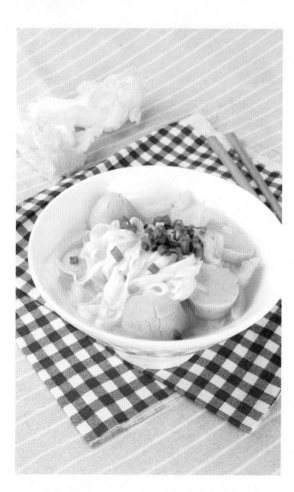

原料

面饼110克，鱼丸85克，白菜100克，葱花、姜片各少许

调料

盐、鸡粉、胡椒粉各2克，芝麻油5毫升

做法

1 将洗净的鱼丸对半切开，切上十字花刀。

2 将洗净的白菜切丝，待用。

3 沸水锅中倒入鱼丸、姜片、面饼，煮至食材熟软，

4 倒入白菜丝，拌匀。

5 撒上盐、鸡粉、胡椒粉，拌匀，淋上芝麻油，拌匀入味。

6 关火后将食材盛入碗中，撒上葱花即可。

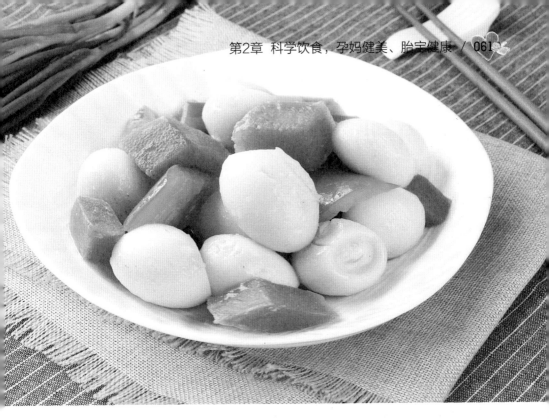

珍珠南瓜

扫扫二维码
轻松同步做美味

▶▼ **原料**

熟鹌鹑蛋（养殖）100克，南瓜300克，柿子椒20克

▶▼ **调料**

盐、鸡粉各2克，水淀粉4毫升，食用油适量

▶▼ **做法**

1 将洗净去皮的南瓜切成粗条，再切成菱形块。

2 将洗净的柿子椒切开，去子，切成小块，备用。

3 锅中注水烧开，倒入南瓜，煮至断生，捞出待用。

4 沸水锅中倒入鹌鹑蛋、柿子椒，略煮一会儿，捞出食材，待用。

5 热锅注油，倒入鹌鹑蛋、柿子椒、南瓜，加入盐、鸡粉，炒匀调味。

6 倒入水淀粉，翻炒匀，关火后将炒好的菜品盛入盘中即可。

扫扫二维码
轻松同步做美味

牛奶大枣炖乌鸡

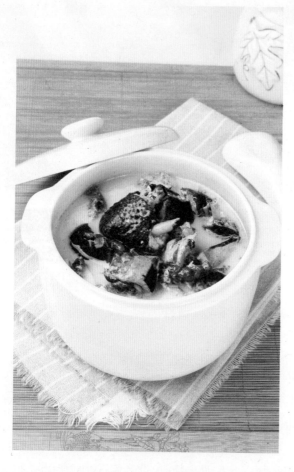

▶▼ **原料**

乌鸡块370克，牛奶100毫升，大枣35克，姜片少许

▶▼ **调料**

盐、鸡粉各2克，白胡椒粉适量

▶▼ **做法**

1 将洗净的大枣切开，剔去枣核，待用。

2 开水锅中倒入洗净的乌鸡块，焯去血水和杂质，捞出待用。

3 取一炖盅，倒入乌鸡块、姜片、大枣、牛奶。

4 加入适量清水、盐、鸡粉、白胡椒粉，拌匀，盖上盖。

5 电蒸锅中注水烧开，放入炖盅，盖上锅盖，调转旋钮定时2小时。

6 到达定时后揭开锅盖，取出炖盅即可。

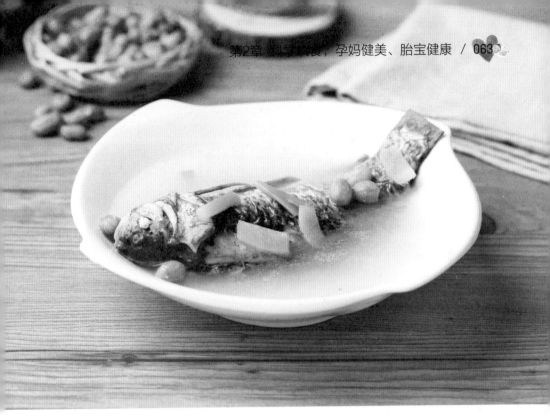

花生鲫鱼汤

扫扫二维码
轻松同步做美味

▶▷ **原料**

鲫鱼250克，花生米120克，姜片、葱段各少许

▶▷ **调料**

盐2克，食用油适量

▶▷ **做法**

1 用油起锅，放入处理好的鲫鱼，用小火煎至两面断生，注入适量清水。

2 放入姜片、葱段、花生米。

3 盖上盖，用大火煮开后，转小火，煮约25分钟至熟。

4 揭盖，加入盐，拌匀，煮片刻至食材入味。

5 关火后，盛出煮好的汤品即可。

六、孕6月：
防止营养不良和营养过剩

这个月孕妈妈的腹围增长较快，所以，营养一定要补足，同时也需防止营养过剩。这段时期孕妈妈便秘的情况仍然存在，应继续多吃蔬菜、水果等食物。

❤ 本月所需关键营养素

此时胎儿处于发育的高峰期，开始形成骨骼、五官、四肢和牙齿，大脑也开始形成和发育，孕妈妈需要补充大量的营养，才能保证胎儿的营养需求。

▶▼ 蛋白质

孕6月，孕妈妈体重增加，胎儿成长快，身体需要更多的蛋白质来提供营养，以帮助胎儿发育。鸡蛋、猪瘦肉、鸡肉、兔肉、牛肉、鱼类、豆制品、小米、豆类等都含有丰富的蛋白质。

▶▼ 铁

孕妈妈不仅要在怀孕初期补铁，到第6个月时，缺铁同样会造成贫血等症状出现。如果不及时补充足够的铁，会使胎儿在子宫里吸收不到足够的氧气，导致发育不良；胎儿的骨骼、神经、造血器官等的发育也需要大量铁、钙等物质；体内储存的铁不足，孕妈妈还会经常有疲劳感。

▶▼ 热量

本月孕妈妈需要的热量比孕早期要增加约837千焦。热量的增加因人而异，仍处在工作岗位上的孕妈妈需要得多些，而未工作且其他活动少的孕妈妈需要得相对要少些。热量的供应还应根据体重的增长合理调整。

▶▼ B族维生素

怀孕6个月，孕妈妈体内能量及蛋白质代谢加快，对B族维生素的需求量增加，由于此类维生素无法在体内长期存储，必须有充足的供给才能满足机体的需要。因此，在这一时期应该摄入富含此类物质的瘦肉、鱼、奶、蛋、蔬果等食物。

🫐 胎宝健康、孕妈健美饮食原则

怀孕6个月时，孕妈妈肚子怀孕的样子已经非常明显。通常，家人会为孕妈妈准备丰富多样的食物，所以孕妈妈要格外注意体重的变化，不要大吃大喝，以免积累过多的脂肪。

▶▼ 多吃蔬菜、水果

怀孕6个月时，孕妈妈需要的营养更多，而蔬菜和水果所含营养素非常丰富。更重要的是，蔬菜和水果中含有有益于胎儿的抗氧化剂，可以有效保护胎儿大脑纤维。一般来说，颜色越深的蔬菜，其抗氧化剂的含量越高，孕妈妈应常吃深绿色多叶蔬菜。另外，水果中含有大量维生素和微量元素，可以帮助孕妈妈保持体力，防止因缺水造成疲劳，还能增强机体抵抗力，增强新陈代谢。

▶▼ 适当吃些全麦制品

全麦制品可以为孕妈妈提供本段时间所需的铁、锌等营养素，还可以使孕妈妈保持较充沛的精力，降低体内胆固醇的水平。平时可常吃麦片粥、全麦饼干、全麦面包等食物。购买全麦制品时，不要买那些口味香甜、精加工的麦片，而应该买天然的、没有任何糖类或其他添加成分的麦片，也可以按照自己的喜好搭配一些花生米、葡萄干或是蜂蜜食用。

▶▼ 进食宜细嚼慢咽

细嚼慢咽，可以让孕妈妈充分吸收食物中的营养，保证自身和胎儿的营养需要。而且，细嚼慢咽容易增加孕妈妈的饱腹感，减少进食量，对孕期维持正常增重有一定的帮助。

▶▼ 不要盲目进补

此间，很多孕妈妈由于食欲大增、胃口大开而大吃特吃，这样不利于控制体重。为此，孕期进补应遵循多样补充、优质补充和适量补充的原则，科学安排日常饮食。

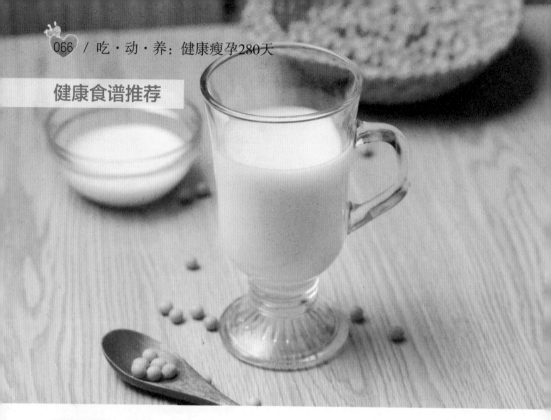

扫扫二维码
轻松同步做美味

牛奶豆浆

▶▽ **原料**

水发黄豆50克，牛奶20毫升

▶▽ **做法**

1 将浸泡约8小时的黄豆倒入碗中，注入适量清水，用手搓洗干净。

2 把洗好的黄豆倒入滤网中，沥干。

3 将黄豆、牛奶倒入豆浆机中，注入适量清水，至水位线即可。

4 盖上豆浆机机头，选择"五谷"程序，再选择"开始"键，开始打浆。

5 待豆浆机运转约15分钟，即成豆浆。

6 将豆浆机断电，取下机头，把煮好的豆浆倒入滤网中，滤取豆浆。

7 将滤好的豆浆倒入碗中即可。

鸡肝樱桃番茄米粥

扫扫二维码
轻松同步做美味

▶▶ **原料**

水发大米100克，樱桃番茄（圣女果）70克，小白菜（上海青）60克，鸡肝50克

▶▶ **调料**

盐少许

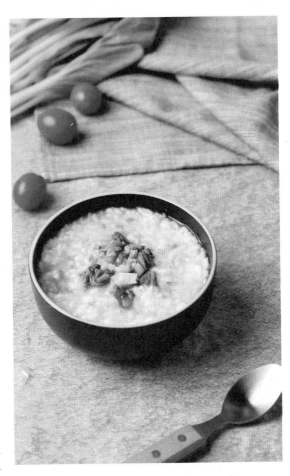

▶▶ **做法**

1 锅中注水烧开，放入小白菜，焯约半分钟，捞出沥干，放凉后剁成末。

2 锅中再倒入樱桃番茄，烫约半分钟，捞出，放凉后剥去表皮。

3 把洗净的鸡肝放入沸水锅中，盖上盖，煮约3分钟，撇去血渍，捞出沥干，放凉后剁碎。

4 汤锅中注水烧开，倒入洗净的大米，搅拌至米粒散开，盖上盖，煮沸后，用小火煮约30分钟至米粒熟软。

5 揭盖，倒入樱桃番茄、鸡肝泥，加入盐，拌匀，续煮片刻。

6 关火后盛出煮好的粥，放在碗中，撒上小白菜末即成

扫扫二维码
轻松同步做美味

清蒸排骨饭

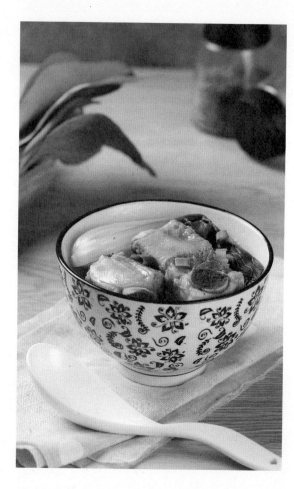

▼▼ 原料

米饭170克，排骨段150克，小白菜70克，蒜末、葱花各少许

▼▼ 调料

盐、鸡粉各3克，生抽、料酒、淀粉、芝麻油、食用油各适量

▼▼ 做法

1 洗净的小白菜对半切开。

2 把洗好的排骨段放入碗中，加入适量盐、鸡粉、生抽、蒜末、料酒、淀粉、芝麻油，拌匀，腌渍约15分钟，待用。

3 锅中注水烧开，加少许盐、食用油，略煮片刻，放入小白菜，拌匀，煮约半分钟，捞出待用。

4 蒸锅上火烧开，放入排骨段，盖上盖，用中火蒸约15分钟。

5 揭盖，取出蒸盘，放凉待用。

6 将米饭装入盘中，摆上焯熟的小白菜，放入蒸好的排骨，点缀上葱花即可。

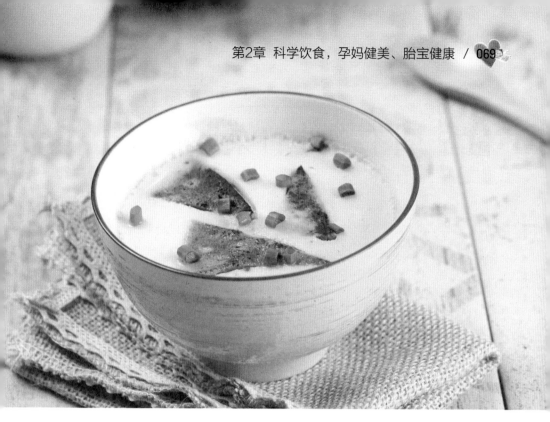

猪肝鸡蛋羹

扫扫二维码
轻松同步做美味

▶▼ **原料**

猪肝90克，鸡蛋2个，葱花4克

▶▼ **调料**

盐、鸡粉各2克，料酒10毫升，芝麻
油适量

▶▼ **做法**

1 将洗净的猪肝切片。

2 锅中注水烧开，倒入切好的猪肝片，
焯约30秒至去除血水和脏污，捞出焯
好的猪肝，沥干水分，装盘待用。

3 取空碗，倒入适量清水，加入盐、鸡
粉、料酒，搅拌均匀，打入鸡蛋，搅
拌均匀成蛋液。

4 取干净的盘子，将焯好的猪肝铺匀，
倒入搅匀的蛋液，封上保鲜膜。

5 取出已烧开上汽的电蒸锅，放入食
材，加盖，调好时间旋钮，蒸约10分
钟至熟。

6 揭盖，取出蒸好的鸡蛋羹，撕去保鲜
膜，淋入芝麻油，撒上葱花即可。

扫扫二维码
轻松同步做美味

虾仁炒小白菜

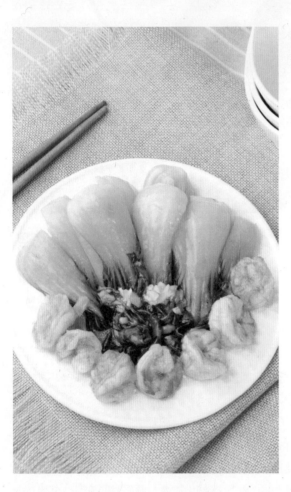

▶▶ **原料**

小白菜（上海青）150克，鲜虾仁40克，葱段8克，姜末、蒜末各5克

▶▶ **调料**

盐2克，鸡粉1克，料酒5毫升，水淀粉6毫升，食用油适量

▶▶ **做法**

1 将洗净的小白菜切成小瓣，修齐根部。

2 在洗好的虾仁背部划一刀，装碗，放入1克盐，淋入料酒、3毫升水淀粉，拌匀，腌渍5分钟至入味。

3 用油起锅，倒入姜末、蒜末、葱段，爆香，放入腌好的虾仁，翻炒数下，倒入切好的小白菜，翻炒约2分钟至食材熟透。

4 加入1克盐，放入鸡粉、3毫升水淀粉，炒匀，盛出菜肴，摆盘即可。

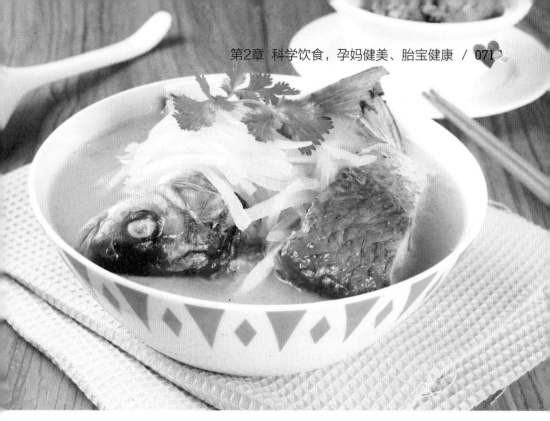

煮鲳鱼

扫扫二维码
轻松同步做美味

▶▶ 原料

鲳鱼块750克，去皮白萝卜200克，葱段、姜片、芫荽（香菜）各少许

▶▶ 调料

鸡粉3克，盐5克，白胡椒粉6克，料酒5毫升，食用油适量

▶▶ 做法

1 将去皮白萝卜切成薄片，改切成丝。

2 将洗净的鲳鱼块倒入备好的碗中，放上适量盐、料酒，加入适量白胡椒粉，腌渍10分钟。

3 热锅注油烧热，倒入腌好的鲳鱼块，煎至微黄色，倒入葱段、姜片，爆香，注入适量清水拌匀，倒入白萝

卜，加盖，用大火煮开后，转小火煮约10分钟。

4 揭盖，加入盐、鸡粉、白胡椒粉，充分拌匀至食材入味。

5 关火，将煮好的菜肴盛入碗中，浇上适量汤水，撒上芫荽即可。

七、孕7月：
理智进食，合理增重

从本月开始，孕妈妈的体重增长会较为迅速，本月也是妊娠高血压、妊娠糖尿病等并发症的高发期，因此，孕妈妈在饮食方面比前几个月要更为细心。

本月所需关键营养素

孕7月，孕妈妈依然要坚持正确的饮食方式，以补充优质的营养。另外，还需额外补充B族维生素、卵磷脂、钙等营养素，以保证妈妈和宝宝的健康。

B族维生素

B族维生素有利于神经传导并减轻情绪波动，对这一时期由于受到孕激素的影响情绪波动比较大的孕妈妈，补充B族维生素是大有裨益的。B族维生素是个大家族，需要均衡摄取。在常吃的鸡蛋、牛奶、深绿色蔬菜、谷物等食物中都含有B族维生素，孕妈妈可有意识地适当补充。

卵磷脂

卵磷脂能够保障大脑细胞膜的健康和大脑的正常运行，是胎儿非常重要的益智营养素。这一时期胎儿脑部快速发育，缺乏卵磷脂，会影响其脑部正常发育，甚至导致其机体发育异常；而孕妈妈则会出现心理紧张、反应迟钝、头昏头痛等症状。含卵磷脂多的食物是蛋黄、大豆、谷物、动物肝脏、腰果等。

钙

孕妈妈在孕中期多会有腰腿酸痛、抽筋、关节痛等现象，这些大多都是缺钙所致。在孕7月，胎儿的生长速度非常快，其生长所需的钙质完全来源于母体，孕妈妈的钙消耗量远远大于常人。补钙应多吃含钙丰富的食品，如牛奶、奶酪、鸡蛋、豆制品、海带、紫菜、虾皮、芝麻等。

胎宝健康、孕妈健美饮食原则

这个月胎儿生长的速度较快，胎儿身体成长、母体细胞修复等都需要很多的蛋白质和能量，因此需多吃些主食和蛋肉类食物。与此同时，为预防妊娠高血压综合征，不宜多吃动物性脂肪，同时，应减少盐分的摄取，忌吃咸菜、咸蛋等食品。

▶▼ 饮食宜清淡、少盐

妊娠7个月时常出现肢体水肿，因此，日常饮食应以清淡为宜，减少食盐的摄入，还要注意合理饮水。水肿明显者，需要严格控制每日食盐的摄入量，通常限制在2~4克。八角茴香、花椒、桂皮等热性香料易过多消耗肠管水分，使胃肠腺体分泌减少，造成便秘，因此，也应少吃。

▶▼ 适当喝些孕妇奶粉

孕妇奶粉是根据孕妈妈身体所需要的营养成分而设计的，基本包含孕期所需要的全部相关营养素。适当喝些孕妇奶粉，可以让体内的营养更加充分，从而使未来的宝宝更加健康，而且还有利于提高母乳质量。孕妇奶粉一天喝2次就可以，不宜过多。如果孕妈妈本身属于易胖体质，宜选择低脂类的奶粉。

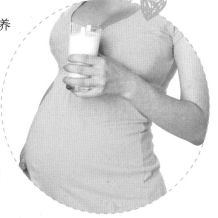

▶▼ 适当摄取植物油

此时，胎儿机体和大脑发育速度加快，对脂肪的需求量增加，必须及时补充。适度增加烹调中所用的植物油，即花生油、大豆油、菜油等的量，就可以保证孕中期所需脂肪供给。应该注意的是，此时，孕妈妈们每周体重增加应控制在300克左右，不宜超过500克。

▶▼ 适当吃些零食

孕妈妈还可以适当吃些零食。因为吃零食会有一种美好松弛的感受，有利于缓解孕妈妈紧张的情绪，减轻内心的焦虑。尤其是临近分娩，孕妈妈难免紧张甚至恐惧，可以试着通过吃坚果、饼干等零食来缓解压力与不安。

健康食谱推荐

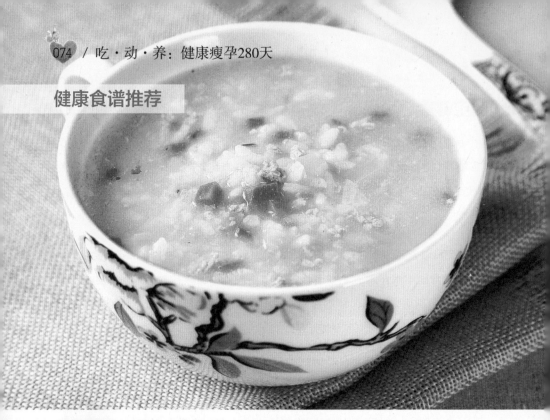

扫扫二维码
轻松同步做美味

胡萝卜瘦肉粥

▶▶ 原料

水发大米70克，瘦肉45克，胡萝卜25克，洋葱15克，西芹20克

▶▶ 调料

盐、鸡粉各1克，胡椒粉2克，芝麻油适量

▶▶ 做法

1 将洗净的洋葱切粒状，洗好的胡萝卜切成粒，洗净的西芹切成粒。

2 将洗好的瘦肉切薄片，剁成肉末。

3 砂锅中注入适量清水烧开，倒入洗净的大米，拌匀，盖上盖，烧开后转小火煮约30分钟至大米熟软。

4 揭盖，倒入瘦肉末，拌匀，煮至变色，倒入切好的西芹、胡萝卜、洋葱，拌匀，煮至断生。

5 加入鸡粉、盐、胡椒粉，拌匀调味，淋入芝麻油，拌煮片刻，至食材入味，关火后盛出即可。

鸡汤豆荚叶

扫扫二维码
轻松同步做美味

▶▼ **原料**

豆荚叶200克，鸡汤200毫升，
水发枸杞子5克

▶▼ **调料**

盐、鸡粉、胡椒粉各3克，食用
油适量

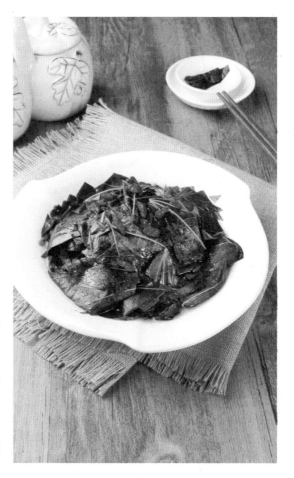

▶▼ **做法**

1 将洗净的豆荚叶切成大块。

2 沸水锅中加入适量食用油、
盐，拌匀，倒入豆荚叶，焯至
断生。

3 将豆荚叶捞出，待用。

4 热锅中倒入鸡汤，加入剩余的
盐、鸡粉、胡椒粉，充分拌匀
至入味。

5 关火后将煮好的汤水盛出，浇在
豆荚叶上，撒上枸杞子即可。

扫扫二维码
轻松同步做美味

豌豆炒腰果

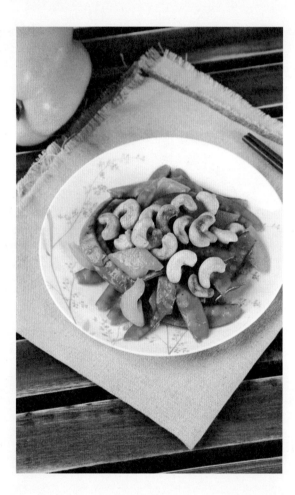

▶▽ 原料

豌豆135克，腰果30克，黄彩椒50克

▶▽ 调料

盐、鸡粉各3克，水淀粉2毫升，食用油适量

▶▼ 做法

1 将洗净的黄彩椒切条，去子，切成菱形块，待用。

2 开水锅中放入适量盐、食用油，加入豌豆，煮至断生，放入黄彩椒，搅拌片刻，捞出待用。

3 用油起锅，放入豌豆、黄彩椒，炒匀。

4 加入适量清水，调入剩余的盐、鸡粉、水淀粉，翻炒均匀，将食材盛出，待用。

5 热锅注油烧热，放入腰果，炒熟，关火后将腰果盛入菜肴上即可。

大眼鲷番茄汤

扫扫二维码
轻松同步做美味

▶▶ 原料

大眼鲷450克，番茄150克，姜片、葱花各少许

▶▶ 调料

盐、鸡粉、胡椒粉各1克，料酒5毫升，食用油适量

▶▶ 做法

1 将洗净的番茄对半切开，去蒂，改切小瓣，待用。

2 用油起锅，倒入姜片，爆香，放入洗好的大眼鲷，煎约2分钟至鱼身两面微黄。

3 加入料酒，注入清水至刚刚没过大眼鲷，加盖，煮约4分钟至鱼肉熟透。

4 揭盖，放入切好的番茄，搅匀，稍煮2分钟至食材熟软。

5 加入盐、鸡粉和胡椒粉，搅匀调味。

6 关火后盛出煮好的汤，装碗，撒上葱花即可。

扫扫二维码
轻松同步做美味

黄豆鸡肉杂蔬汤

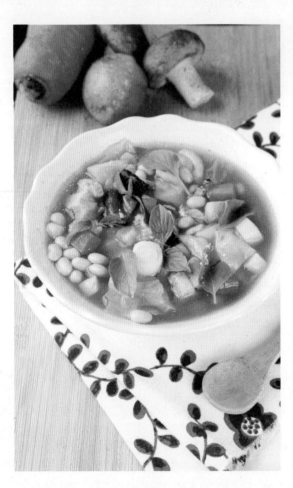

▶▶ 原料

鸡肉、熟黄豆各50克，结球甘蓝60克，香菇15克，大葱20克，去皮胡萝卜10克，奶酪粉3克

▶▶ 调料

番茄酱100克，盐2克，胡椒粉3克

▶▶ 做法

1 将洗净的结球甘蓝切块；胡萝卜切圆片；大葱切圆丁；香菇去蒂，用十字刀切成四块。

2 将洗净的鸡肉切小块，装碗，加1克盐、1克胡椒粉，拌匀，腌渍5分钟至入味。

3 锅中注水烧开，倒入熟黄豆、腌好的鸡肉、胡萝卜片、大葱丁，搅匀，煮约5分钟至熟软。

4 倒入香菇块、结球甘蓝，倒入番茄酱，搅拌均匀，稍煮片刻。

5 加1克盐、2克胡椒粉，搅匀调味；关火后盛出汤品，装碗，撒上奶酪粉即可。

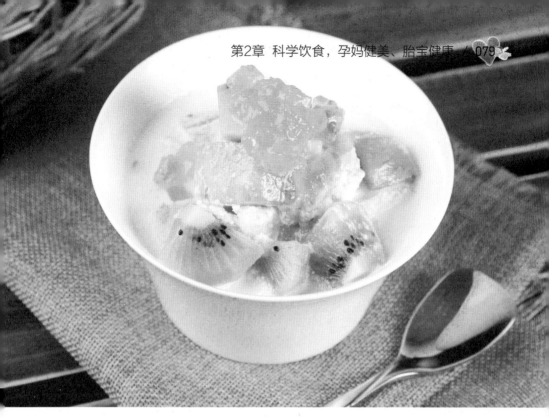

猕猴桃雪梨苹果沙拉

扫扫二维码
轻松同步做美味

▶▼ **原料**

去皮雪梨、稀奶油各30克，去皮猕猴
桃25克

▶▼ **调料**

苹果酱10克

▶▼ **做法**

1 将洗净的雪梨对半切开，去核，再切
  成小块，待用。

2 将洗净的猕猴桃对半切开，再切成小
  块，待用。

3 在备好的碗中放入切好的雪梨块、猕
  猴桃块。

4 倒入备好的稀奶油。

5 最后加入苹果酱，拌匀即可。

八、孕8月：
荤素搭配，稳定体重

8个月的胎儿身体长得特别快，孕妈妈体重也会增长较快，因此，孕妈妈在饮食方面需格外注意。既要保证营养供给，也需稳定体重，防止胎儿过大影响顺产。

♥ 本月所需关键营养素

随着胎儿在肚子里日渐长大，既要保证孕妈妈自身的能量供给，也要满足胎儿的营养需求，孕妈妈需要的营养会越来越多。

▶▼ 蛋白质

整个孕期，蛋白质都承担着重要的角色。到了怀孕后期，蛋白质补充除了为快速长大的宝宝提供营养外，还要为新妈妈产后哺乳做准备。与孕中期相比，可适当增加蛋白质的摄取量，每天可摄取80~100克蛋白质。

▶▼ 糖类

进入孕8月，胎儿开始在肝脏和皮下储存糖原和脂肪，孕妈妈要及时补充足够的糖类。为保证营养均衡，在设计食谱时，最好选择那些既含糖类也含蛋白质、脂类的食物，避免单纯地从巧克力或含糖高的饮料中获取能量，以免因此导致血糖升高。

▶▼ α-亚麻酸

怀孕后期，胎儿的肝脏可利用母体血液中的α-亚麻酸来生成DHA，帮助大脑及视网膜发育完善。核桃中含α-亚麻酸非常丰富，孕妈妈可以每天吃2~5个核桃，这样既能满足营养需要，又不会摄入过多油脂。另外，还可以从亚麻子油中摄取α-亚麻酸。

▶▼ 铁

此时需要储备相当数量的铁，以弥补分娩时失血造成的损失。另外，胎儿生长发育过程中制造血液和肌肉组织，也需要铁的参与，还要在肝脏内存储一定量的铁，以备出生之后的消耗，所以，此时补铁非常重要。

胎宝健康、孕妈健美饮食原则

这个时期，母体基础代谢率达到了最高峰，胎儿生长速度也达到最高峰。在充分保证孕妈妈的营养需求的同时，饮食上注意不要大鱼大肉，避免过量进补，以免体重增长过快。吃对了食物，在这个阶段一样可以让孕宝宝健康成长，又能让孕妈妈保持好体形。

▶▼ 少量多餐，荤素搭配

由于变大的子宫会挤压孕妈妈的胃和心脏，孕妈妈此时胃口大多都不太好，进食后还容易产生不适感，建议少量多餐，每天进食5~6餐。为保证营养供给，应注意荤素搭配，多吃一些易消化的养胃汤和菜。

▶▼ 多吃利尿消肿的食物

孕后期，很多孕妈妈会出现水肿。一般的孕期水肿不需要特别治疗，它会在分娩后自动消失。如果想要减轻水肿，除了在日常生活中采取相应的措施外，许多食物具有一定的利尿作用，食用后可以消除体内多余的水分，孕妈妈不妨尝试食用一下，例如鲫鱼、鲤鱼、冬瓜、赤豆、芹菜、玉米须等。但孕妈妈不可擅自服用利尿药物，以免影响胎儿的生长发育。

▶▼ 控制热量的摄入

此时孕妈妈热量的供给量与孕中期大致相同，不需要过多补充，尤其在进入孕8月后，要适当限制饱和脂肪的摄取量，以免胎儿过大，影响分娩。这一阶段，可以在孕中期基础上，适当限制脂肪的摄入，增加蛋白质、必需脂肪酸的摄入量，也就是减少米、面等主食的量，控制热量摄入。

▶▼ 不吃生的凉拌菜

这个时期容易食欲不振，有的妈妈会选择吃点凉菜开胃，但如果吃太多生冷的食物，容易引起胃肠血管急剧收缩，导致腹中胎儿躁动不安。因此，凉拌蔬菜最好不要生吃，要吃也应先用沸水煮烫，捞起后再用橄榄油或芝麻油拌，这样不但可以保证卫生，对营养吸收也很有好处。

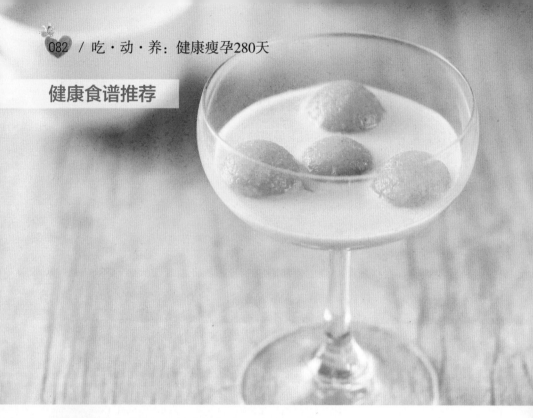

扫扫二维码
轻松同步做美味

豆奶南瓜球

▶▼ 原料

黑豆粉150克，南瓜300克，牛奶200毫升

▶▼ 调料

白糖适量

▶▼ 做法

1　将洗净去皮的南瓜去瓤，用挖球器挖成球状，备用。

2　砂锅中注入适量清水，倒入南瓜球，盖上盖，用大火煮约20分钟。

3　揭盖，捞出南瓜球，装入盘中。

4　将牛奶倒入砂锅中，用中火烧热，倒入黑豆粉，搅拌均匀，至其煮化。

5　盖上盖，续煮约20分钟；揭盖，加入白糖，搅拌至溶化。

6　关火后将煮好的豆奶盛入碗中，将南瓜球倒入即可。

杂菇小米粥

扫扫二维码
轻松同步做美味

▶▽ **原料**

平菇50克，香菇20克，小米80克

▶▽ **调料**

盐、鸡粉各2克，食用油5毫升

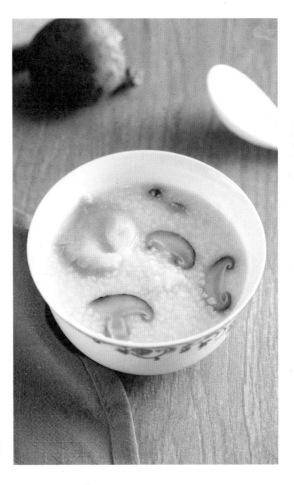

▶▽ **做法**

1 砂锅中注水烧开，倒入泡好的小米，加入食用油，拌匀。

2 盖上盖，用大火煮开后转小火续煮30分钟至小米熟软。

3 揭盖，倒入洗净切好的平菇、香菇，拌匀。

4 盖上盖，用大火煮开，转小火续煮约10分钟，至食材入味。

5 揭盖，加入盐、鸡粉，拌匀。

6 关火后盛出煮好的粥，装入碗中即可。

扫扫二维码
轻松同步做美味

芦笋彩椒鸡柳

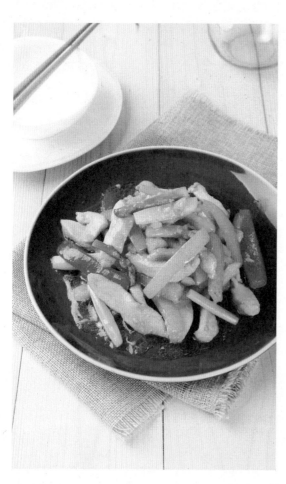

▶▶▽ **原料**

鸡胸肉250克，红彩椒、黄彩椒各60克，去皮芦笋50克，蒜末、姜片各少许

▶▶▽ **调料**

盐、胡椒粉各3克，水淀粉、料酒、生抽各5毫升，食用油适量

▶▶▽ **做法**

1 将洗净的黄彩椒、红彩椒分别切去头尾，去子，改切成条。

2 将洗净的芦笋切成小段。

3 把鸡胸肉切成条，装碗，加适量盐、料酒、生抽、胡椒粉，搅拌片刻，腌渍10分钟。

4 热锅注油烧热，倒入鸡胸肉，炒匀。

5 倒入蒜末、姜片，炒香，注入适量清水煮开。

6 加入剩余的盐、水淀粉，充分拌匀至食材收汁入味，关火后盛出即可。

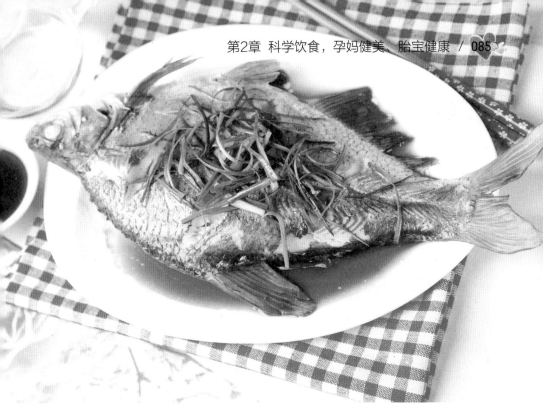

葱香清蒸武昌鱼

扫扫二维码
轻松同步做美味

▶▼ **原料**

武昌鱼400克，葱丝15克，姜片8克

▶▼ **调料**

蒸鱼豉油10毫升，盐2克，料酒8毫升，食用油适量

▶▼ **做法**

1. 将处理好的武昌鱼两面划上一字花刀，备用。
2. 在鱼的两面均匀抹上盐，淋上4毫升料酒，涂抹均匀。
3. 备好一个盘，盘中交叉摆上一双筷子，放上两片姜。
4. 将武昌鱼摆放上去，再放入姜片及4毫升料酒，腌渍5分钟。
5. 电蒸锅烧开上汽，放入武昌鱼，蒸约10分钟，取出鱼，拣去姜片，铺上葱丝。
6. 热锅注油烧至八成热，将热油淋在武昌鱼上，淋入蒸鱼豉油即可。

扫扫二维码
轻松同步做美味

冬菇玉米须汤

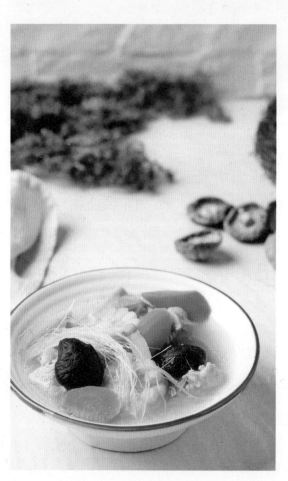

▶▼ 原料

水发冬菇75克, 鸡肉块150克,
玉米须30克, 玉米115克, 去皮
胡萝卜95克, 姜片少许

▶▼ 调料

盐2克

▶▼ 做法

1 将洗净去皮的胡萝卜切滚刀块, 洗好的玉米切段, 洗净的冬菇切去柄部。

2 锅中注入适量清水烧开, 倒入洗净的鸡块, 煮片刻, 捞出鸡块, 沥干水分, 装入盘中备用。

3 砂锅中注入适量清水烧开, 倒入鸡块、玉米段、胡萝卜块、冬菇、姜片、玉米须, 拌匀, 加盖, 大火煮开后, 转小火煮约2小时至熟。

4 揭盖, 加入盐, 稍稍搅拌至入味, 盛出煮好的汤, 装入碗中即可。

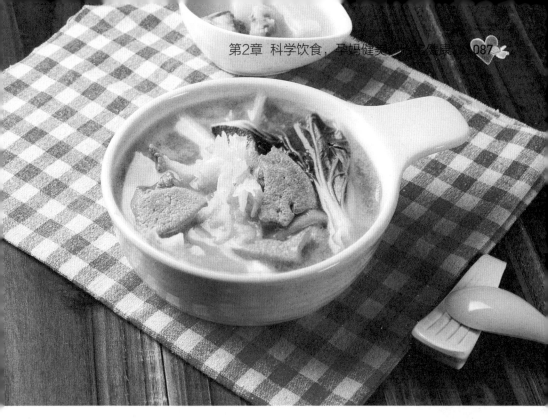

银耳猪肝汤

扫扫二维码
轻松同步做美味

▶▼ 原料
水发银耳20克，猪肝50克，小白菜
20克，葱段、姜片各少许

▶▼ 调料
盐3克，淀粉2克，生抽3毫升，食用
油适量

▶▼ 做法
1 将洗净的猪肝切片，加入淀粉、生抽
及少许盐腌渍10分钟。

2 锅中注油烧热，放入姜片、葱段、爆
香，注入适量清水烧开。

3 放入洗净切碎的银耳，拌匀。

4 倒入腌渍过的猪肝，用中火煮约10
分钟至熟。

5 放入洗净切好的小白菜，煮至变软。

6 加入剩余的盐调味，拌煮片刻至入
味，关火后盛出即可。

九、孕9月：
少量多餐，"斤斤计较"每一餐

本月孕妈妈的胃口变差，饮食应注意少量多餐。由于体重增长较快，孕妈妈要"斤斤计较"每一餐，千万别让自己长得太胖。

💗 本月所需关键营养素

这个月已经是怀孕后期，孕妈妈胃部能容纳食物的空间不多，应注意做到少量多餐，并注意保证食物的质量，吃好、吃对非常重要。

▼ 维生素K

维生素K是"止血功臣"，可参与一些凝血因子的合成，有防止出血的作用。另外，它也是影响骨骼和肾脏组织形成的重要物质。如果孕妈妈维生素K吸收不足，血液中凝血酶原减少，易引起凝血障碍，发生出血症。孕妈妈体内凝血酶低下，生产时易发生大出血，胎儿也容易发生出血问题。预产期前一个月，尤其要注意每天多吃富含维生素K的食物，如花椰菜、白菜、菠菜、西蓝花、莴苣、奶酪、动物肝脏以及谷类等，必要时可在医生的指导下适量服用维生素K补充剂。

▼ 维生素 B_2

维生素 B_2 有助于机体对蛋白质、脂肪和糖类的代谢，还参与红细胞的形成，有助于铁的吸收，预防缺铁性贫血。孕妈妈可通过进食谷物、动物肝脏、鸡蛋、牛奶、豆类、绿叶蔬菜等补充维生素 B_2。

▼ 锌

锌元素可以在分娩时促进子宫收缩，使子宫产生强大的收缩力，将胎儿推出子宫。孕妈妈最好在孕9月就开始适当摄入含锌食物，到分娩时就可以动用体内的锌储备了。含锌丰富的食物有：瘦肉、猪肝、蛋黄、鱼肉、牡蛎、花生、芝麻、大豆、核桃等。

胎宝健康、孕妈健美饮食原则

为了保证孕妈妈后期的合理营养，这个月需要按照自己的需求来调配饮食。一方面为自身提供足够的能量，为分娩做准备；另一方面还要保证胎儿的营养需求，使胎儿保持一个适当的出生体重。

用香蕉补充能量

孕妈妈们在怀孕晚期由于肚子越来越大，需要大量的能量，香蕉能快速补充能量，其中含有的糖可以非常迅速地转化为葡萄糖，立即被人体吸收，不失为一种快速的能量来源。而其中富含的镁，还有消除疲劳的效果。香蕉可以放进麦片粥里，也可以和牛奶、全麦面包一起做早餐。加餐时多吃1根香蕉，不仅能补充能量，还会令孕妈妈开启快乐的一天。

摄取足够的膳食纤维

孕后期，不断增大的子宫对乙状结肠和直肠的压力增加，孕妈妈的胃肠缺乏对孕激素的反应，再加上运动量相对于孕中期有所减少，很容易发生便秘。此时应注意摄取足够的膳食纤维，以促进肠管蠕动，缓解便秘。

时刻提防营养过剩

临近分娩，母体要为胎儿的生长发育、生产和哺乳做准备，激素的调节使孕妈妈的生理发生了很大的变化，对营养物质的需求量有所增加，因此，稍不注意，就可能造成营养过剩。为此，孕妈妈需要时刻提防。除了严格控制自己每天的进食量外，还可以采取少食多餐的饮食原则，经常称称体重，做做合适的运动等。

不要刻意节食

有的孕妈妈担心自己的体重增长过快、过多，使将来分娩困难，或胎儿出生后过胖，也有的孕妈妈怕孕期吃太多会影响自己的体形，从而刻意节食，这是万不可取的。据科学统计，女性孕期比孕前增重约11千克才是正常的，因此，只要孕妈妈的体重增长在合理的范围内即可，无须刻意节食。

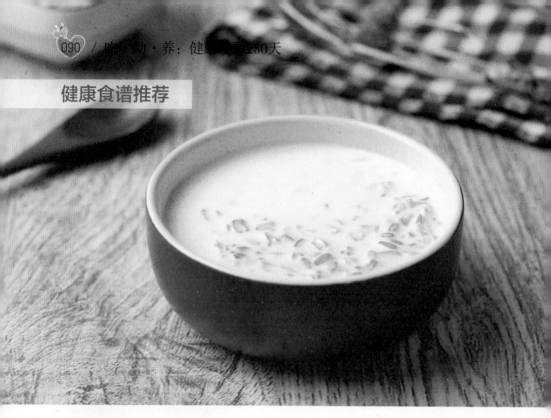

扫扫二维码
轻松同步做美味

牛奶燕麦粥

▶▼ **原料**

燕麦片50克，牛奶250毫升

▶▼ **调料**

白糖适量

▶▼ **做法**

1 将牛奶倒入杯中，放入燕麦片，边倒边搅拌。

2 用保鲜膜将杯口盖住，待用。

3 电蒸锅注水烧开，放入食材，盖上盖，蒸约5分钟。

4 揭盖，将食材取出。

5 揭开保鲜膜，加入白糖，拌匀即可。

肺形侧耳（秀珍菇）粥

扫扫二维码
轻松同步做美味

▶▼ **原料**

肺形侧耳45克，糯米粉78克

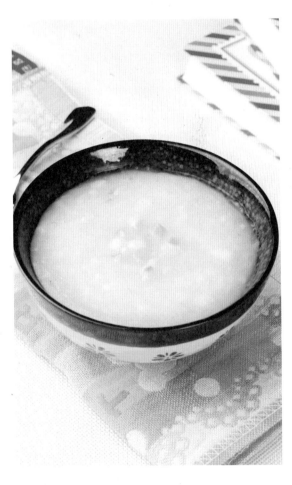

▶▼ **做法**

1 将洗净的肺形侧耳切丝，再切碎，备用。

2 往糯米粉中注入适量的清水，搅拌匀，待用。

3 奶锅中注入适量的清水烧热，倒入肺形侧耳，稍稍搅拌片刻。

4 煮沸后倒入糯米糊，搅拌均匀，再持续搅拌，煮至黏稠。

5 关火后将煮好的食材盛出，装入碗中即可。

扫扫二维码
轻松同步做美味

胡萝卜黑豆饭

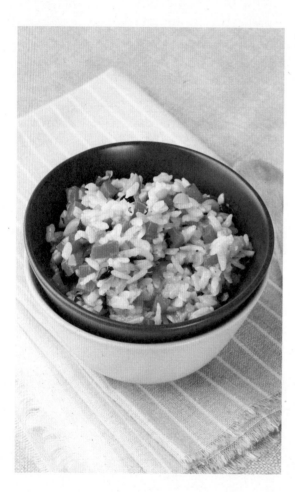

▶▼ 原料

水发黑豆、豌豆各60克，水发大米100克，胡萝卜65克

▶▼ 做法

1 将洗净去皮的胡萝卜切厚片，切条，再切丁。

2 奶锅注入适量的清水，大火烧开，倒入备好的黑豆、豌豆，稍稍搅拌，焯片刻，将食材捞出，沥干水分，放凉待用。

3 将黑豆和豌豆混合在一起细细切碎，待用。

4 奶锅中注入适量的清水，大火烧开，倒入泡好的大米，放入黑豆和豌豆碎，加入胡萝卜，搅拌匀，用大火煮开，撇去浮沫。

5 转小火，盖上锅盖，煮20分钟。

6 关火，再用锅里的热气闷约5分钟，掀开锅盖，将饭盛出，装入碗中即可。

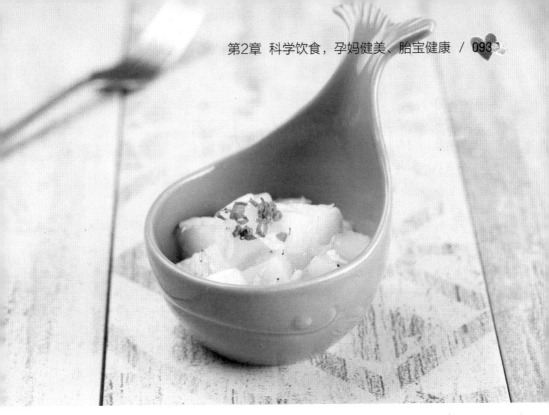

虾皮炒冬瓜

扫扫二维码
轻松同步做美味

▶▽ **原料**

冬瓜170克，虾皮60克，葱花少许

▶▽ **调料**

料酒、水淀粉各少许，食用油适量

▶▽ **做法**

1 将洗净去皮的冬瓜切片，再切粗丝，改切成小丁块，备用。

2 锅内倒入适量食用油，放入虾皮，拌匀，淋入少许料酒，炒匀提味。

3 放入冬瓜，炒匀，注入少许清水，翻炒匀。

4 盖上盖，大火烧开后用中火煮约3分钟至食材熟透。

5 揭盖，倒入少许水淀粉，翻炒均匀。

6 盛出炒好的食材，装入盘中，撒上葱花即可。

海带黄豆鱼头汤

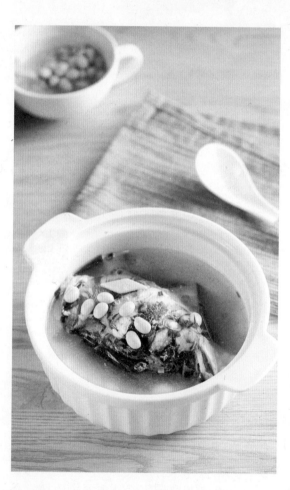

▶▶ 原料

鲣鱼头200克，海带70克，水发黄豆100克，姜片、葱花各少许

▶▶ 调料

盐、鸡粉各2克，料酒5毫升，胡椒粉、食用油各适量

▶▶ 做法

1 将洗净的海带切成小块。

2 用油起锅，放入姜片、鲣鱼头，煎至鱼头呈焦黄色，盛出待用。

3 砂锅中注水烧开，放入黄豆、海带，淋入料酒。

4 盖上盖，用大火烧开后转小火炖约20分钟，至食材熟透。

5 揭盖，放入煎好的鱼头，用小火煮约15分钟，至食材熟烂。

6 加入盐、鸡粉、胡椒粉，用勺搅匀调味。

7 取下砂锅，放入葱花即可。

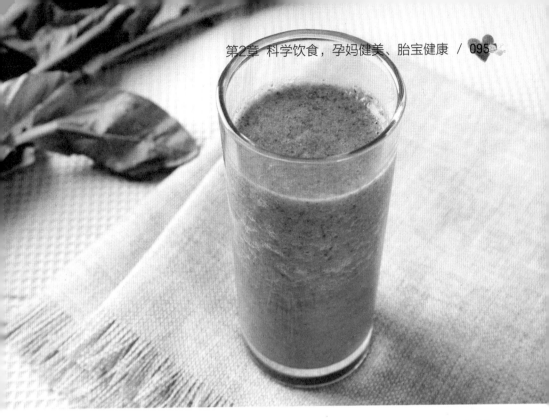

菠菜香蕉牛奶汁

扫扫二维码
轻松同步做美味

▶▶ **原料**

菠菜50克，香蕉40克，牛奶180毫升

▶▶ **做法**

1 将洗净的菠菜切去根部，改切成段。

2 将香蕉去皮，对半切开，切成厚片，待用。

3 取榨汁机，往榨汁杯中倒入香蕉、菠菜、牛奶。

4 加盖，将榨汁杯安装在榨汁机底座上，开始榨汁，榨约1分钟。

5 揭盖，将榨好的汁倒入杯中即可。

十、孕10月：
规律饮食，储备能量

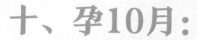

怀胎十月，终于等到"收获"的时候。此时，对于孕妈妈来说，除了要做好生产准备外，最重要的就是饮食要有规律，情绪要稳定，以迎接宝宝的到来。

💗 本月所需关键营养素

最后一个月的饮食重点是要保证营养均衡，膳食多样化，保证营养素和热量的供给，以为分娩储备能量。

▶▼ 铁

铁的补充可贯穿整个孕期，而且越是接近临产，就越应多补充铁元素。这是因为除了宝宝自身需要储存一定量的铁之外，孕妈妈在生产过程也会失血，因此补充铁是非常有必要的。孕妈妈可适当摄入铁含量高的食物，也可吃些富含维生素C的蔬果，以促进铁元素的吸收。

▶▼ 糖类

孕10月，适当补充糖类，可保证分娩时孕妈妈体能充沛。孕妈妈应该保证每天500克左右的糖类供给，但也不能过量，否则易使血糖升高，体重超标。

▶▼ 铜

铜可预防胎膜早破，胎儿大脑的发育、骨骼的强壮、心肌的收缩，以及红细胞、白细胞的成熟都需要充足的铜。饮食中可适当多吃些坚果、豆类、蔬菜及动物肝脏、鱼类等。

▶▼ 维生素 B_1

维生素 B_1 的补充在本月尤为重要，因为本月孕妈妈身体压力很大，如果维生素 B_1 不足，容易使孕妈妈产生呕吐、倦怠、体乏等状况，还会影响分娩时子宫的收缩，使产程延长，甚至出现分娩困难的情况。孕妈妈在日常饮食中可适当多吃些牛奶、猪瘦肉、花生及粗粮等。

胎宝健康、孕妈健美饮食原则

本月孕妈妈要坚持少量多餐，保持健康的饮食习惯。除此之外，孕妈妈还要充分了解产前、产程中的饮食注意事项。

▶▼ 继续坚持少量多餐

孕晚期，有些孕妈妈会感觉胃口大开，但也有不少孕妈妈胃口变得差了，当出现这些情况时，都应坚持少吃多餐。孕早期少吃多餐是为了补充足够的营养，而此时由于宝宝的日渐长大，子宫的扩张使得孕妈妈的胃被压缩，不能一次摄入过多食物，但为了保证营养的供应，必需摄入足够的食物，因此应继续坚持少吃多餐的原则。

▶▼ 适当吃些有助于生产的食物

临近生产，不管孕妈妈胃口好不好，都要注意合理饮食，使营养均衡，并适当吃些有助于生产的食物，比如坚果、巧克力等。这些食物可为孕妈妈在产前增加体力，以便应付随时可能来临的分娩。

▶▼ 不要大量饮水

孕妈妈要坚持科学饮水。本月，孕妈妈一般会感觉特别容易口渴，这是很正常的现象。孕妈妈要合理补水，以不感到口渴为宜，不能大量、大口地喝水，否则会影响进食，并增加肾脏负担，也对即将分娩的宝宝不利。

▶▼ 不要大量进补

产前不宜大量进补。这时如果大量进补，可能会造成营养过剩，引起孕妈妈肥胖，进而导致糖尿病、高血压病的发生；还可使胎儿过大，甚至发育异常。胎儿过大很容易造成难产，引起产妇产后大出血。

▶▼ 剖宫产前不要吃东西

如果是计划实施剖宫产，饮食上有一些特别需要注意的地方。一般来说，手术前一天，晚餐要清淡，零时以后不要吃东西，以保证肠管相对清洁，减少术中感染。手术前6~8小时不要喝水，以免麻醉后呕吐，引起误吸。

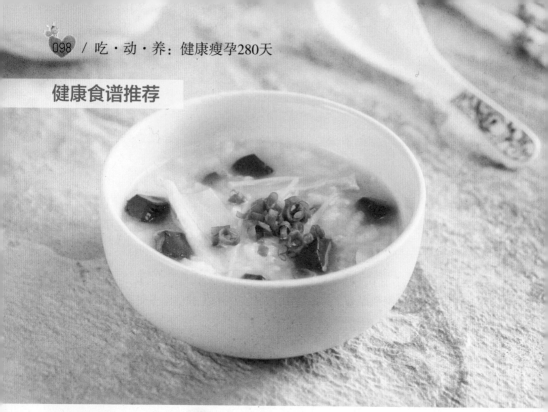

健康食谱推荐

扫扫二维码
轻松同步做美味

猪血腐竹粥

▶ 原料

猪血300克，水发腐竹120克，水发大米180克，姜丝、葱花各少许

▶ 调料

盐3克，鸡粉、胡椒粉各少许，芝麻油4毫升，食用油适量

▶ 做法

1 将洗净的猪血切成小块，放入盘中，待用。

2 砂锅中注水烧开，倒入洗净的大米，拌匀，淋入少许食用油，拌匀，倒入腐竹。

3 盖上盖，煮沸后，用小火煮约30分钟，至大米熟软。

4 揭开盖，撒上姜丝，倒入切好的猪血，搅拌几下，煮沸后，再煮约4分钟，至食材熟透。

5 加入盐、鸡粉、胡椒粉、芝麻油，拌煮至食材入味。

6 关火后盛出煮好的粥，放入碗中，撒上葱花即可。

鳕鱼蒸蛋

扫扫二维码
轻松同步做美味

▶▶ **原料**

鳕鱼100克，蛋黄50克

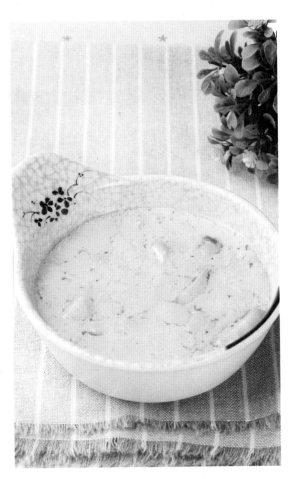

▶▶ **做法**

1 将处理好的鳕鱼去皮，切厚片，切条，再切丁。

2 取一个碗，倒入蛋黄，倒入适量清水，拌匀。

3 再取一个碗，倒入鳕鱼丁、蛋黄液。

4 用保鲜膜将碗口包严，待用。

5 电蒸锅中注入适量清水烧开，放入食材。

6 盖上盖，调转旋钮定时，蒸约10分钟至熟。

7 掀开盖，将食材取出，撕去保鲜膜即可。

扫扫二维码
轻松同步做美味

番茄奶酪豆腐

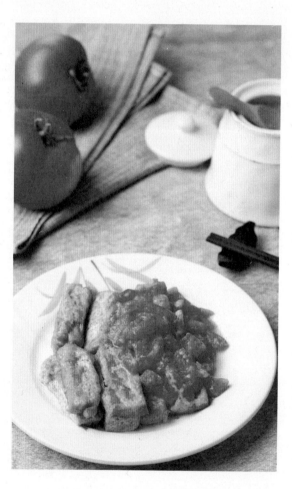

▶▼ 原料

番茄200克，豆腐80克，奶酪
35 克

▶▼ 调料

盐少许，食用油适量

▶▼ 做法

1 将洗好的豆腐切成长方块；番茄切成小瓣，去皮，切丁。

2 将奶酪切片，再改切成碎末，备用。

3 煎锅置于火上，淋入少许食用油烧热，放入豆腐块，用小火煎出香味。

4 翻转豆腐块，晃动煎锅，将豆腐块煎至两面呈金黄色。

5 撒上奶酪碎，倒入番茄，撒上少许盐，略煎片刻，至食材入味。

6 关火后将煎好的食材盛出，装入盘中即可。

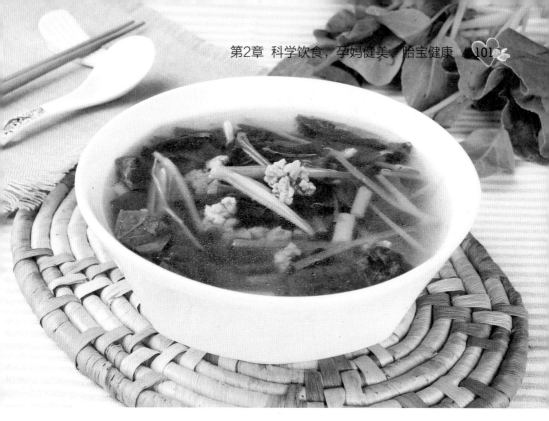

小白菜嫩苗肉末汤

扫扫二维码
轻松同步做美味

▶▶ **原料**

小白菜嫩苗185克，肉末90克，葱段、姜片各少许

▶▶ **调料**

盐、鸡粉各1克，胡椒粉2克，料酒5毫升，食用油适量

▶▶ **做法**

1 将洗净的小白菜嫩苗切去根部，切成两段，备用。

2 用油起锅，倒入肉末，翻炒数下至稍微转色。

3 放入葱段和姜片，炒出香味。

4 加入料酒，注入适量清水，加入盐，

煮约2分钟至即将沸腾，倒入切好的小白菜嫩苗，搅匀。

5 加入鸡粉、胡椒粉，搅匀调味，稍煮片刻。

6 关火后盛出肉末汤，装碗即可。

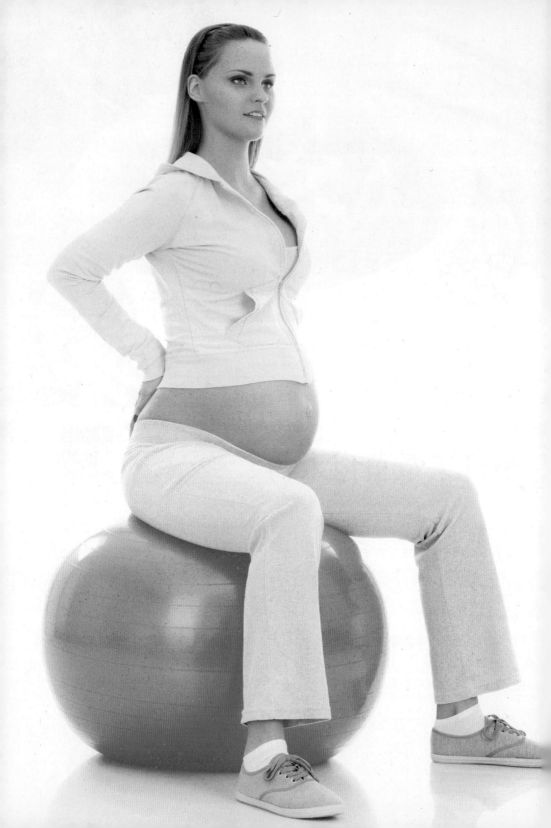

第3章 安全运动，
打造顺产、健康体质

适当的运动不但利于胎儿健康发育，还有助于孕妈妈控制体重，生产时也会相对轻松一些。所以，带着胎儿一起动起来吧！只要掌握孕期安全运动指南，坚持下来，你将收获运动带来的诸多意想不到的好处。

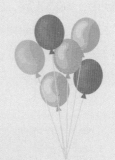

一、孕1月：
避免剧烈运动

怀孕的第1个月，胚胎还在形成中，不适合做剧烈运动。孕妈妈可以做一些较为和缓的运动，来帮助缓解疲劳和身体的不适，并保证胎儿的稳定性。

本月安全运动指南

→ 由于胚胎尚不稳定，运动切忌幅度过大，可以选择散步或简单的瑜伽呼吸、冥想法等。

→ 运动前一定要事先了解孕期运动安全指南及孕期锻炼的注意事项，最好是咨询医生后再制订锻炼计划，以免伤害到自己和胎儿。

→ 运动时如果感到不舒服、气短和劳累，要休息一下，感觉好转后再继续。

快乐"孕"动推荐

▶▼ 简易坐姿

简易坐姿可以改善孕妈妈肢体僵硬、气血滞塞不通、心神不定等情况。

动作要领：孕妈妈坐在垫子上，双腿伸直。弯曲左腿，左脚顶住右大腿；屈起右腿，右脚紧挨左小腿。双手自然放于双膝，掌心向下，头、颈、躯干部保持在一条直线上。

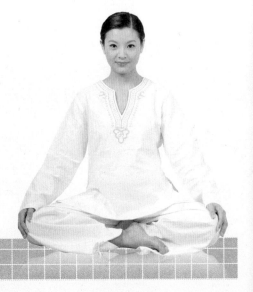

▶▽ 瑜伽呼吸法

呼吸是一种与生俱来的自我调节运动，瑜伽呼吸法是较为基础的调息动作。常做呼吸瑜伽可以起到调节呼吸规律、强化内脏功能、消除腹部赘肉、加速血液循环、稳定情绪的作用。孕妈妈在整个孕期都可以进行。这里以瑜伽腹式呼吸法为例进行介绍。

动作要领： 选择一种舒适的瑜伽坐姿坐好，腰背挺直。将手轻轻搭放在腹部，吸气时，用鼻子将新鲜空气缓慢深长地吸入肺的底部，随着吸气量的加深，胸部和腹部之间的膈就下降，腹内脏器官下移，小腹会像气球一样慢慢鼓起。呼气时，腹部向内，朝脊椎方向收紧，膈自然而然地升起，把肺内的浊气完全排出体外，内脏器官回复原位。

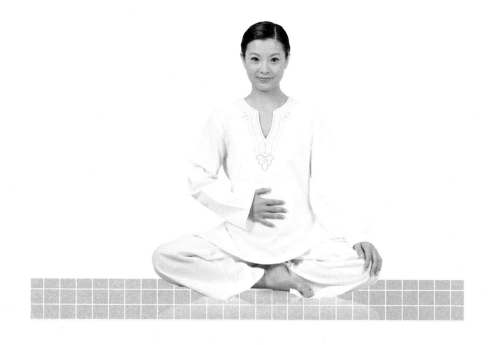

怀孕小叮咛

吸气和呼气的过程都要缓慢进行，最好使吸气和呼气的过程一样长。

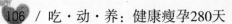

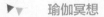

▶▼　　瑜伽冥想

　　瑜伽冥想和调息能够使练习者集中注意力，使人保持在一种心情平静、精神放松的状态。怀孕初期孕妈妈可以时常进行冥想，最好配合呼吸法一起进行。

步骤1

选择一种舒适的瑜伽坐姿坐好，挺直腰背。

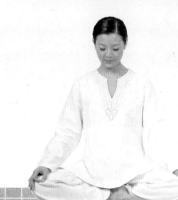

步骤2

采用腹式呼吸。呼吸时尽可能放松自己，同时保持清醒，将注意力集中在感觉器官上，可以边数数边感觉呼吸的节奏。

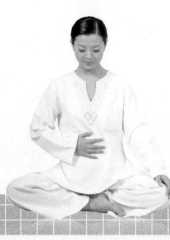

瘦孕小叮咛

练习时，如果眼睛是张开的，可以让目光停留在不远处的某个焦点上。

二、孕2月：
以舒缓的放松动作为主

本月胚胎着床仍然不稳定，孕妈妈可能会产生紧张的情绪。此时宜做些舒缓的放松动作，这样可以缓解精神紧张，改善机体功能，使孕妈妈变得放松。

本月安全运动指南

→ 孕2月是流产最易发生的时期，运动强度不宜过大，以免影响到胎儿。

→ 孕妈妈可参加一些运动强度低的活动，如室外散步，既能达到锻炼效果，又能呼吸新鲜空气。

→ 虽然胚胎不稳定，但也不宜长期卧床不动，即使身体状态一般的孕妈妈，也可以坚持一般的日常工作或简单的家务。

快乐"孕"动推荐

▶▼ 束角式

此动作可以强健孕妈妈骨盆区域和下背部的肌肉，有助于改善泌尿系统和子宫的功能障碍，缓解孕早期尿频。

动作要领： 取坐姿，挺直腰背，双脚脚心相对，双膝向外展开。双手握住脚踝，将双脚尽量拉向腹股沟。停留约10分钟后收回双腿。

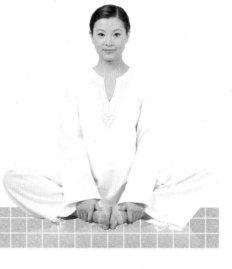

三、孕3月：
动作仍需舒缓、柔和

　　孕3月，孕妈妈可以慢慢增加自己的运动量，好好舒展一下筋骨。不过，此时胎儿仍处于胚胎阶段，孕妈妈的活动仍需以舒缓的放松动作为主。

💬 本月安全运动指南

　　→ 动作幅度不要太大，尽量不要使子宫受到震动，可以做一些温和的有氧运动，如散步，但跳跃、扭曲、快速旋转等动作千万不能进行。

　　→ 运动频率保持在一周3次左右，重在活动筋骨，为接下来的运动打下基础。

　　→ 运动中如出现疲劳、眩晕、心悸、呼吸急促或盆骨疼痛，立即停止运动。

💬 快乐"孕"动推荐

▶▼　**直立放松**

　　此动作讲究神形合一，应将冥想融入其中，配合呼吸，在一呼一吸中释放压力。常做此动作还能保持孕期体态稳定，纠正不良姿势。

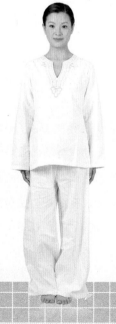

步骤 1　　　　基本站姿，双腿伸直并拢，双臂自然垂于体侧。

步骤

2

双脚平行分开站立，身体重量平分在两脚上。

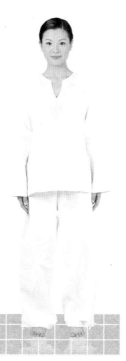

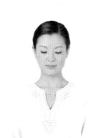

步骤

3

闭眼，双膝放松。舌头平放在口腔底部，不要抵住上腭。正常呼吸，保持1分钟，然后睁开双眼。

练习时要保持平稳的呼吸，体会将不舒适和压力都释放出来的畅快感觉。

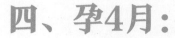

四、孕4月：
适当增加运动频率

孕妈妈已经度过了早孕流产的危险，可根据个人体质及过去的锻炼情况，适当加大运动量，进行适度的活动，如游泳、孕妇体操、瑜伽等。

📎 本月安全运动指南

→ 由于胎盘已经形成，不易造成流产，此阶段可适当增加运动频率。

→ 虽然此时运动量可以适量增加，但仍应切记凡是剧烈的、有危险性的运动都不适合孕妈妈，不可进行如跑、跳、骑马、快跑、跳绳、篮球等剧烈运动。

→ 若外出锻炼，一定要通过医生确认孕妈妈和宝宝都安全才行。运动时注意挑选合适的鞋子，并准备充足的水。

📎 快乐"孕"动推荐

▶▼　　猫式

猫式是一种温和、有效的热身方式，配合柔和、缓慢的呼吸，能够很好地伸展背部和腹部肌肉，舒展骨盆，放松肩颈和脊椎，让身体舒适、精神放松。

步骤 1

跪立在叠好的薄毯上，双手和双膝着地，双臂、双大腿分开与肩同宽，且与地面垂直。

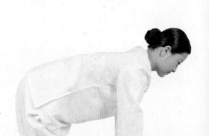

步骤 2

吸气，抬头、提臀、塌腰，双眼尽量向上看。

步骤 3

呼气，低头，含胸拱背。收紧腹部肌肉，用下巴触碰锁骨，臀部尽量向下沉，大腿始终垂直于地面。重复5~10次练习后，休息放松，身体还原。

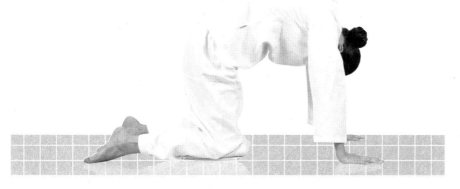

怀孕小叮咛

脖子尽量抬高，但不是过分向后弯曲颈部。

▶▼ 战士二式

战士二式强调注意力、力量和勇气，能够提高孕妈妈的免疫力。随着胎儿的发育，孕妈妈可以借助辅助椅练习战士二式，以便保持身体的平稳。

步骤 1

基本站姿，双腿伸直并拢，双臂自然垂于体侧。

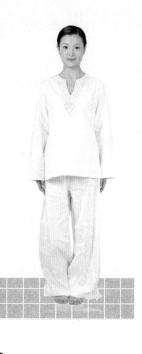

步骤 2

吸气，双腿左右尽量分开，双臂向两侧打开呈一条直线。

步骤 3

呼气，坐在辅助椅上，左脚向左侧转90°，使左小腿与地面垂直，左大腿与左小腿垂直，右腿伸直，将双臂向左右侧水平延伸。

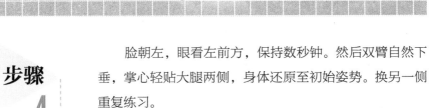

步骤 4

脸朝左，眼看左前方，保持数秒钟。然后双臂自然下垂，掌心轻贴大腿两侧，身体还原至初始姿势。换另一侧重复练习。

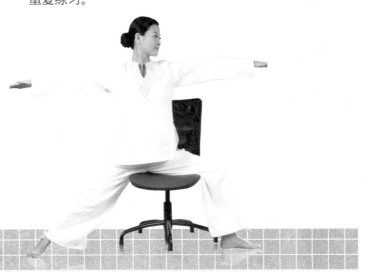

五、孕5月：
每天定时运动，形成规律

　　孕妈妈的肚子逐渐增大，但是尚未给行动带来困难，此时，可以做一些缓解腰背部压力、提升下肢力量的运动，不仅可以锻炼身体，还有助于胎儿的发育。

💟 本月安全运动指南

　　→ 本月孕妈妈的身体总体感觉较为舒适，可根据自己的体质、平时的锻炼习惯和孕期具体情况，选择合适的运动方式，并适度加大运动量。

　　→ 运动时可以借助椅子、墙面或砖块来帮助自己平衡身体。

　　→ 如果孕妈妈出汗较多，可在运动过程中短暂休息，适当补充水分，并注意运动后的放松动作。

💟 快乐"孕"动推荐

▶▼　束角式变体

　　本体式可作为练习其他体式的热身运动，适合孕中期的孕妈妈练习，帮助打开髋关节、膝关节，减少腹壁脂肪，加强腹肌力量。

步骤 1　屈膝盘坐，脚掌相对，双手抓住脚踝。

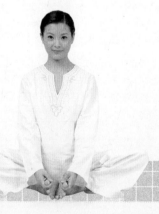

步骤 2

身体稍微前倾，双手肘分别向外压住膝盖。

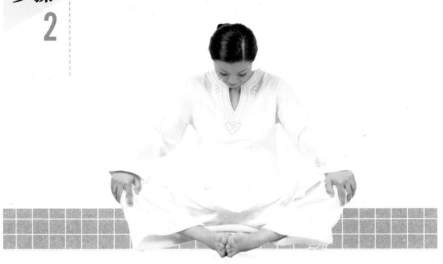

步骤 3

呼气时，将右脚抬起，左腿姿势不变，将右脚掌放在左肘窝里，右膝盖放在右肘窝内。吸气，脊柱向上伸展，将右腿推离胸部。回到起始姿势，换左腿练习。

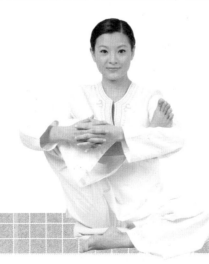

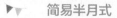

简易半月式

孕妈妈常练习此式能提高平衡性和协调性，改善循环系统的功能，促进新陈代谢。注意，到了孕晚期则不适宜练习此体式。

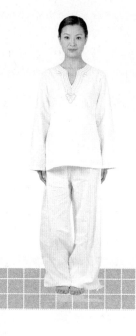

步骤 1

基本站姿，双腿伸直并拢，双臂自然垂于体侧。

步骤 2

吸气，双腿左右尽量分开，双臂向两侧打开呈一条直线。

步骤
3

右脚外旋90°，左脚微微内转，右脚后跟与左脚足弓在同一条直线上，双腿充分伸直。呼气，右膝弯曲成90°，右前臂放在辅助椅上，左臂用力向上伸直，眼睛注视左手指尖。

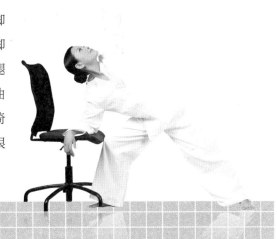

步骤
4

吸气，左腿向上抬起并伸直，重心落到右脚和右臂上。保持3~5次呼吸。身体还原至初始体位，换另一侧练习。

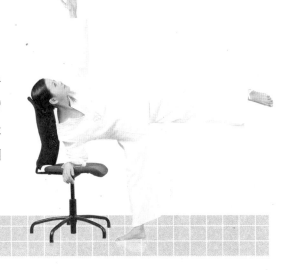

六、孕6月：
适当放缓运动节奏

本月孕妈妈的体重增长较快，身体比较好的孕妈妈可以通过运动来缓解不适和增加肌肉的力量，但切不可因控制体重心切而忽略运动的合理性。

💗 本月安全运动指南

→ 本阶段孕妈妈的运动标准以适度出汗、不过于疲劳为宜。

→ 如果孕妈妈以前有慢跑的习惯，现在应适当减轻运动强度，或考虑将慢跑的距离缩短一些，或以其他运动方式替代。

→ 由于腹部膨大，孕妈妈做弯腰俯身动作时需要多加注意，选择运动方式时可先咨询妇产科医生，得到许可后再进行。

💗 快乐"孕"动推荐

▶▼　坐山式

经常进行坐山式练习，能滋养胸部，预防胸部下垂，减轻乳房胀痛。

步骤 1

采用舒适的坐姿坐好，上身挺直。

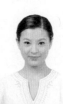

步骤 2

十指相交，掌心翻转向上，双手伸展举过头顶，保持腰背挺直。

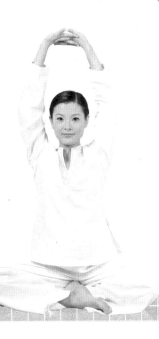

步骤 3

下巴抵在胸骨上，两臂尽量向高处伸展，深长而平稳地呼吸。保持约30秒，还原至初始坐姿，交换双腿的前后继续练习。

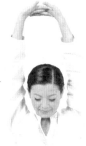

孕事小叮咛

盘坐时如果髋部不适，可以借助瑜伽砖进行练习。

▼▼　拉弓式

　　拉弓式可以拉伸手脚的肌肉和筋骨，刺激交感神经，从而达到提高体温，促进血液循环的目的。孕妈妈练习拉弓式还能增加肋骨空间，减轻腹部压力。

步骤 1　　取坐姿，双腿分开。伸展右腿，弯曲左膝盖，并放在叠好的薄毯上，左脚放在靠近腹股沟的位置，左脚脚掌抵住右大腿内侧。双手相叠，自然放于腹部。

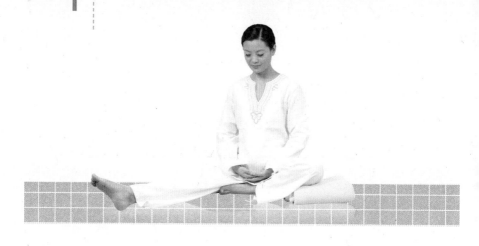

步骤 2　　呼气，右手放在右小腿上，同时向后转动左肩并向上伸展左臂，眼睛看左手指尖的方向。

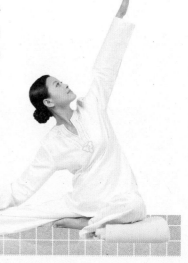

步骤
3

呼气，身体向右弯曲。吸气，身体向外转动，伸展左臂。

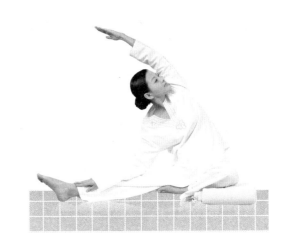

步骤
4

弯曲左肘并向后伸展，眼睛看右腿方向。保持深长的呼吸，伸展右脚跟的同时，下压左膝盖。

步骤
5

吸气，身体回正。呼气，向上伸展左臂，弯曲左肘使双手在背后相握。还原坐姿，反方向练习。

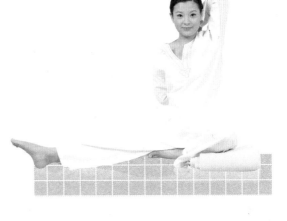

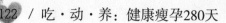

▶▼　树式

　　孕妈妈常练习此式能提高平衡性和协调性，改善循环系统的功能，促进新陈代谢。注意，到了孕晚期则不适宜练习此体式。

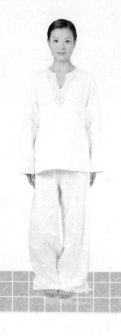

步骤
1

　　站立，双脚并拢，腰背挺直，双手自然垂于体侧，目视前方。

步骤
2

　　屈左膝，用左手抬起左脚，左脚脚掌贴紧右大腿内侧，左脚跟靠近会阴。

步骤 3

双手回到初始位置，双手合十，大拇指相扣。

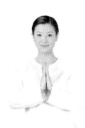

步骤 4

吸气，双臂高举过头顶，向上方延伸。保持单脚站立的姿势5～10秒，呼气还原，换另一侧练习。

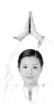

为保持平衡，可让教练或准爸爸一手扶在腰间，另一手扶住弯曲的膝盖。

七、孕7月：
做一些舒缓的孕妇操

随着身体负担进一步加重，孕妈妈的行动显得日益笨拙。此时坚持运动，一方面可以使孕妈妈保持灵活的身体，另一方面还能有效缓解孕期出现的各种不适。

本月安全运动指南

→ 此时孕妈妈怀孕的状况越来越明显，一些孕妈妈会出现胸闷气短、呼吸不畅的情况，因此运动应以舒服为宜，如果感觉不适应立即停下。

→ 本月可以多去户外散步，呼吸新鲜空气；在室内，则可以做一些缓和的孕妇操，让身体保持在一个相对积极的状态。

快乐"孕"动推荐

▶▼ 狮子式

此式非常适合在孕中、晚期练习。子宫的重量被双腿、双肘和双手均匀地承担，能大大缓解子宫的压力，并使胎儿在骨盆的扩张中得到舒展的空间。

步骤 1

猫式跪立，双膝分开，弯曲肘部并放松前臂，将两臂放在地板上，并和膝盖保持在一条直线上。

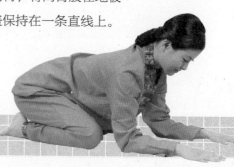

步骤 2

抬起臀部，保持重心平稳，使脊椎、头部在同一条直线上。吸气，向上伸展右臂，眼睛向右手指尖方向看。

步骤 3

呼气，右臂向下，沿地面向前伸展，同时尽可能地推动尾骨。还原至猫式跪姿，反方向继续练习。

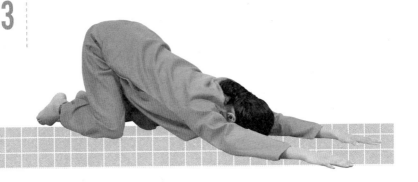

孕事小叮咛

向前伸展的动作不应过于勉强，可在教练或准爸爸的辅助下完成动作。

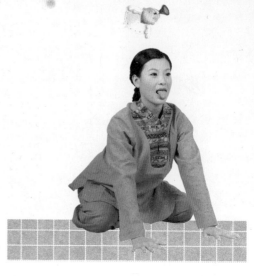

步骤

4

向后坐在脚后跟上，双手向前撑地。吸气，然后在呼气时吐舌头。

步骤

5

将眼睛尽量睁大，将舌头用力向外伸。收回舌头，放松，反复练习。

步骤

6

头枕在枕头上，双膝分开并放松身体。

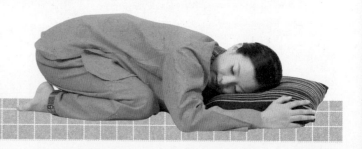

▶▽ **仰卧抬腿运动**

此动作有利于缓解腰背部的压力，缓解内脏压迫；还可以促进下肢血液循环，避免或缓解静脉曲张。不过，腹部隆起太大的孕妈妈不适合练习此式。

取坐姿，双腿伸直并拢，右手撑于抱枕上。

步骤
1

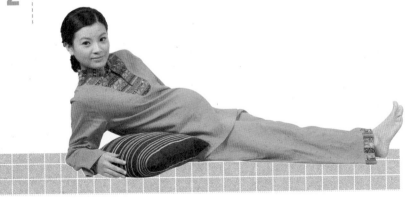

身体向后侧靠，右手支撑身体，双腿向墙面旋转。

步骤
2

步骤
3

头枕在抱枕上，双腿靠墙向上伸直，臀部尽量靠墙，保持3次呼吸。

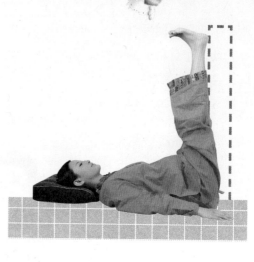

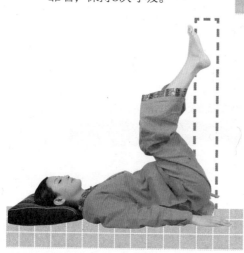

步骤
4

屈膝，双脚压在墙面上，抬起臀部（臀部下方塞入枕头，使臀部靠墙），保持2次呼吸。

步骤
5

放低臀部，双腿靠墙向上伸直，手臂放在身体两侧，全身放松，保持3~5组呼吸。

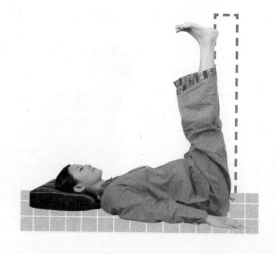

步骤 6

慢慢屈膝，身体向右侧慢慢转动。

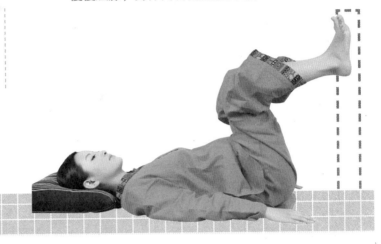

步骤 7

双手支撑身体，回到初始坐姿，放松。

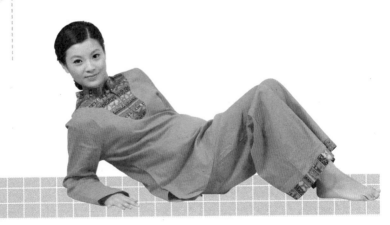

孕妈小叮咛

孕妈妈把腿放下的时候动作要轻柔、缓慢，双手支撑住，再慢慢起身坐起。

八、孕8月：
坚持运动，保持体重平稳增加

进入孕8月，孕妈妈的体重持续增加，身体负担加重。这一时期，孕妈妈依然要保持适当的运动，为将来的顺利分娩打下良好的基础。

🍑 本月安全运动指南

→ 由于腹部膨大，这时候的运动最要注意的就是安全，切不可勉强自己，或者过度疲劳，既要对分娩有好处，又要有利于宝宝的身体健康。

→ 可以选择一些平躺或坐着的轻松动作，一边锻炼，一边放松身心。

→ 练习过程中如有疲劳感，可选择用辅助工具或在练习中稍作休息。

→ 练习前着装应宽松舒适，内衣可以选用运动款无钢圈的，以免影响呼吸。

🍑 快乐"孕"动推荐

▶▼ 活动脊柱与腰椎

此动作有利于矫正骨盆，缓解坐骨神经疼痛及关节肌肉僵硬。在身体下压的过程中，可以促进新鲜血液流向脊柱，使脊柱得以滋养。

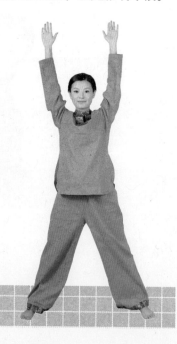

步骤 1

双脚分开，约为肩膀的两倍宽，双手高举过头顶，掌心向前。

步骤 2

保持上半身直立向左转，双脚脚趾指向正前方，骨盆摆正。吸气，双臂向上伸展。

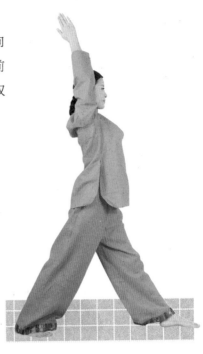

步骤 3

呼气，手臂带动身体向前伸展，落于左脚两侧的抱枕上。保持背部伸展，双脚均匀受力踩地，保持呼吸。吸气，手臂向前伸展，带动身体向上并还原站立。换另一侧继续练习。

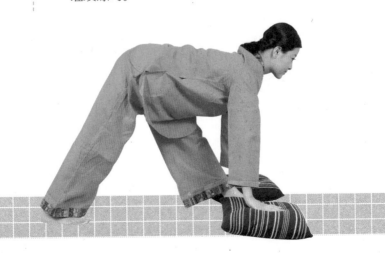

▼▼ **胸部舒展运动**

胸部舒展运动可以锻炼胸部肌肉，缓解孕妈妈呼吸不畅的症状，给胎儿提供充足的氧气。此外，此运动还能缓解乳房胀痛，保持乳腺畅通。

步骤 1

取坐姿，保持腰背挺直，双臂向两边平伸，与肩膀呈一条直线。吸气，双臂尽量向后张开，抬头扩胸。

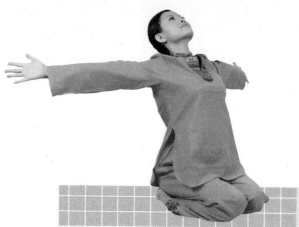

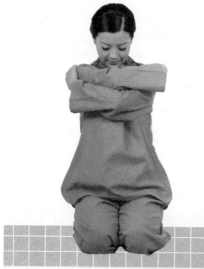

步骤 2

呼气，双手环抱，低头含胸。

练习过程中可以在膝盖下方垫上垫子，以保护膝盖。

步骤 3

吸气，把头回正，两臂弯曲，放在头后方。

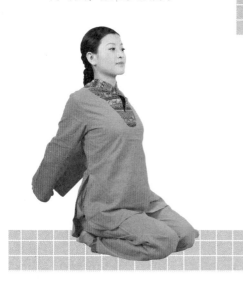

步骤 4

双臂在背后伸直，双手握拳，尽量扩胸。

步骤 5

吸气，双臂收回，双手于胸前合十。略低头，保持呼吸均匀，彻底放松胸腔。

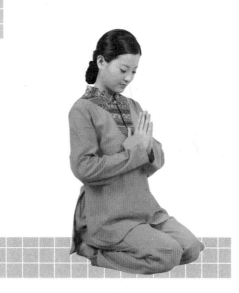

九、孕9月：
锻炼肌肉力量，减轻不适

此时期，孕妈妈的身体已经非常笨重了，日常起居一定要格外小心，但也不要整天躺着不动，适当运动能增强孕妈妈的肌肉力量，促进胎儿生长，为分娩做好准备。

本月安全运动指南

→ 运动时一定要格外小心，尽量避免以前从未做过的大幅度动作或剧烈运动。

→ 可以适当做些拉伸、扭转，如伸展运动、扭动骨盆等，以缓解肌肉酸痛；还可以适当到户外运动，舒展身体，呼吸新鲜空气。

→ 运动时间不宜过长，即使是散步，也不宜超过20分钟。

快乐"孕"动推荐

▶▼ 英雄式

英雄式能够按摩盆腔器官和强健脊椎，还能舒缓紧张的肩部和胸部的肌肉。双手在背后十指相扣的动作能够减少大臂后侧多余的脂肪。

步骤 1

以英雄坐姿势坐好，腰背挺直，目视前方。

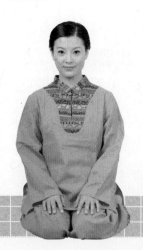

步骤 2

右臂高举过头，屈肘，将右手放在两肩胛骨之间。左臂屈肘，从背后抬升起来，双手手指相扣。头和颈部挺直，眼睛向前直视。正常呼吸，保持20～30秒。

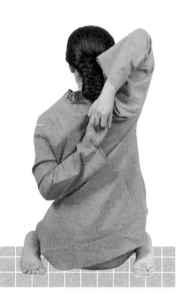

步骤 3

两手交换，换方向相扣。正常呼吸，保持20～30秒，然后还原至初始坐姿。

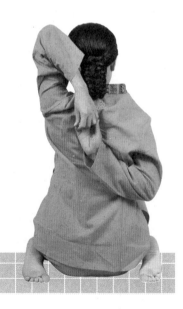

在如果孕妈妈两手不能相扣，可借助毛巾练习，请教练或家人扶住手肘。

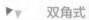

▶▼ 双角式

　　双角式可以调动全身的血液循环，缓解肌肉僵硬，消除椎间盘的压力，释放上背和肩膀的紧张，镇静情绪、减缓焦虑，防治因血液运行不畅而引起的水肿。

步骤 1

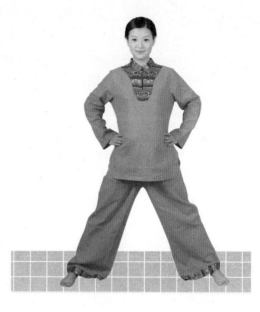

　　站立，双脚打开，约为肩膀的两倍宽，双手叉腰，腰要挺直。

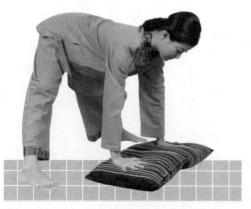

步骤 2

　　大脚趾与脚跟稍微出力抓地，大腿肌肉收紧，慢慢吐气。两手向下伸向抱枕，在保持背部伸展的前提下，俯身下弯。

瘦孕小叮咛

　　练习时，膝盖尽量不要弯曲，保持背部伸展，身体慢慢下压，保持平衡。

▼▽ **骨盆拉伸动作**

此动作很适合孕晚期的妈妈练习，一方面两腿放在椅子上的姿势有利于防治静脉曲张和消除水肿，另一方面拉伸骨盆的动作能够加强骨盆韧带，有助于分娩。

步骤 1　仰卧，颈部下方放一个软垫，双腿分开与肩同宽，脚后跟放在椅子上。双手平放在身体两侧，掌心向下。放松身体，闭上双眼，保持2～3次呼吸，让心态平和下来。

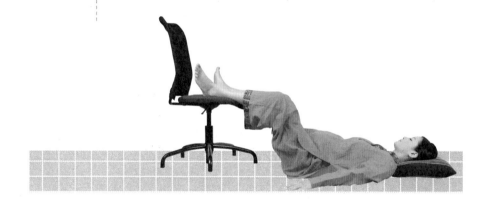

步骤 2　吸气，将后背慢慢拉回地板，腹部向外膨胀，骨盆底向内向上拉。呼气，拱起腰背部，腹部收缩，拉伸骨盆。保持呼吸均匀，然后还原至初始姿势。

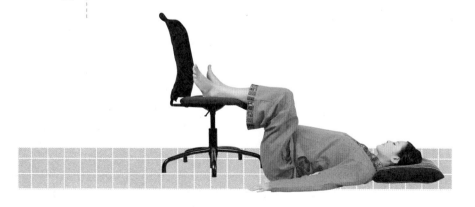

十、孕10月：
休息放松，做好生产准备

本月，孕妈妈随时都要做好生产的准备。运动应以简单的呼吸和放松运动为主，帮助减轻身体上的不适。孕37周以后，可以适当做些助产运动，帮助分娩。

💜 本月安全运动指南

→ 本月孕妈妈的身体通常会特别沉重，也会感觉特别累，运动时动作宜缓，每进行一次运动后一定要注意休息放松，以缓解疲劳和身体压力。

→ 运动时，准爸爸最好在身旁保护。

→ 运动期间，孕妈妈应特别注意身体的变化，如果感觉到体力不支或不舒服应停止，不要勉强。

💜 快乐"孕"动推荐

▶▼　坐角式

坐角式可以舒展骨盆和臀部，促进骨盆区域的血液循环，使其保持健康，以有利于分娩。孕妈妈经常练习坐角式，还能伸展大腿后侧、内侧的韧带和肌肉。

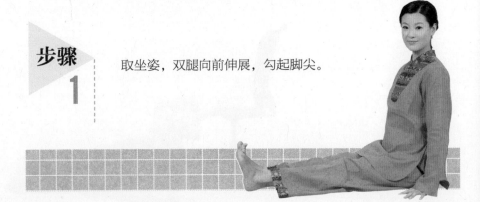

步骤 1　取坐姿，双腿向前伸展，勾起脚尖。

步骤 2

两手在背后支撑，双腿依次缓慢地向外打开，尽量向身体的外侧伸展，以感觉舒适为限，绷直脚背。

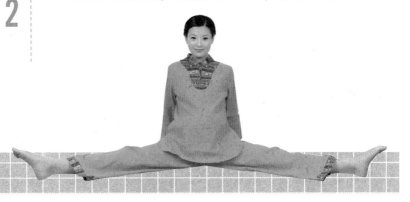

步骤 3

双手伸直放在身体前侧，吸气，双眼目视前方，保持脊柱挺直，脚背绷直。再次吸气，颈部充分放松，胸部向前推。

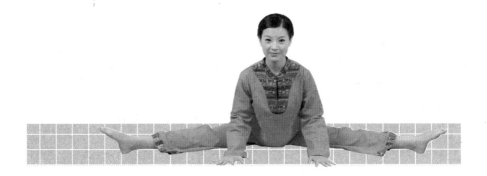

新手小叮咛

保持脊椎的平直，两腿打开的大小以自己感觉舒适为度。

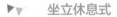

▶▼　**坐立休息式**

　　孕10月妈妈的肚子越来越大，练习此体式时将双腿尽量张开，可以伸展大腿肌肉，放松骨盆，缓解盆底疼痛，还能缓解腹部压力，舒缓假宫缩引起的疼痛。

步骤1

　　　　　　　　取坐姿，双腿缓慢地向外打开，尽量向身体的外侧伸展，双手向前撑地支撑身体。

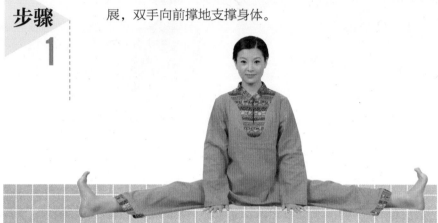

步骤2

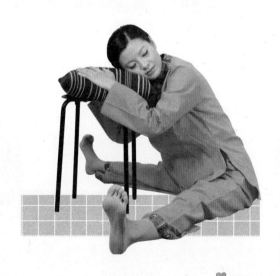

　　借助凳子，头靠在抱枕上，双手放于抱枕上，保持自然呼吸。

孕孕小叮咛

　　在练习时，双腿打开的幅度以感觉舒适为准，不要勉强。

▶▽ **助产伸展式**

练习助产伸展式动作，不仅能够增强腹股沟的灵活性，促进盆腔的淋巴回流和血液循环，还能舒缓臀部肌肉，有助于减轻分娩时的阻力。

步骤 1

双膝跪于叠好的薄毯上，双手放在双膝前的地板上，臀部坐在脚后跟上，保持30秒。

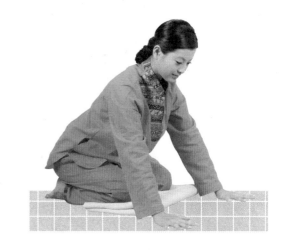

步骤 2

慢慢起身，保持平稳，然后小心蹲下。保持深长的呼吸，前脚掌贴地，轻轻地抬起膝盖，双手合十置于胸前。

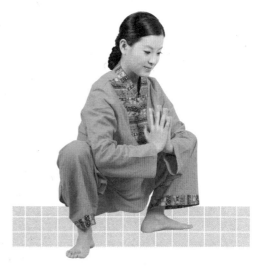

孕妈小叮咛

耻骨功能不良的孕妈妈不宜练习此式，可以慢慢地坐在椅子或凳子上。

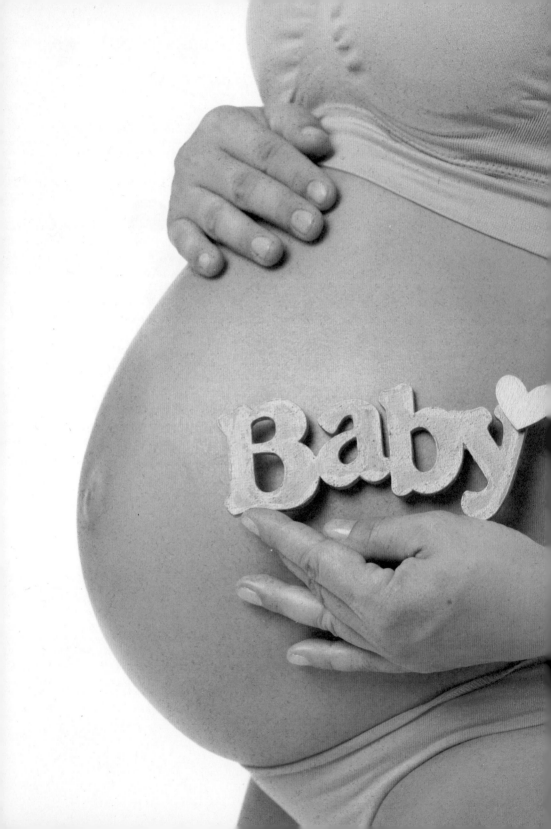

第4章 正确调养，
远离不适，健康好孕

　　重视并安排好每一次产检，做好日常起居保健，了解并正确应对孕期可能出现的不适与疾病，健康生活，舒心养胎，不放过生活中的任何细节，让孕妈妈轻松怀胎十个月。

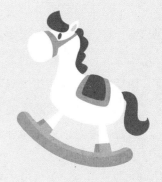

一、重视孕期产检，
随时了解健康状况

为了能够生育健康的宝宝，也为了了解孕妈妈在孕期的身体状况，定期进行产检必不可少。整个孕期需要做哪些产检，有哪些注意事项，都是孕妈妈应提前了解的。

孕期产检的必要性及主要内容

在得知自己怀孕之后，孕妈妈应该马上开始对自身及胎儿实施适当的保健措施，这意味着要筹划产前检查方案。产前检查是监测胎儿发育和宫内生长环境，监护孕妇各系统变化，促进健康教育与咨询，提高妊娠质量，减少出生缺陷的重要措施。规范和系统的产前检查是确保母婴健康与安全的关键环节。

▶▼ 产前检查的目的

产前检查可以提供尽可能多的有关妊娠的信息资料，其目的和意义主要包括以下方面的内容：

1	2
评估孕妈妈的综合健康状况	**检查胎儿的健康状况**
对孕妈妈的身体进行详细检查，可以让孕妈妈得知自己的身体情况，发现存在的健康隐患，并及时了解疾病病情的变化和发展，以及对胎儿的影响，可以让其引起重视，从而减少各种不必要的妊娠风险。	产前检查将有计划地观察胎儿的发育和生长状况。如果发现异常，将会进行其他的检查，以证实存在的问题并找出原因。医生还会根据孕妈妈的实际情况，提出生活和饮食建议，以确保孕妈妈和胎儿的健康。

估计和核对孕周或胎龄

通过产检，了解和核对孕周或胎龄，排除因孕周推算错误导致的风险预估误差，方便孕妈妈制订科学的孕产计划。

学习和准备做父母

对于很多新手爸妈而言，如何为人父母，这其中有许多东西要进行学习。医生会建议孕妈妈和准爸爸参加学习班，学习有关知识。

检查孕期并发症

整个妊娠期间，总会出现各种各样恼人的症状，如便秘、尿频、水肿等，这些都会给孕妈妈带来很多烦恼。对此，医生会根据检查结果提出一些更好的建议，为孕妈妈消除和减轻不适症状。一些产检疾病也可以得到及时有效的治疗，如妊娠糖尿病。

制定分娩计划

分娩计划需要在预产期前就规划好，这样可以早做准备，避免慌乱。通常，医生会根据孕妈妈的产检结果和孕妈妈对分娩方式的具体要求，帮助其分析并确定分娩方式，而且也会支持准爸妈一同体验奇妙的分娩过程。

▶▼ **产检的基本内容**

→ 孕期常规检查项目，包括体重、血压、血常规、尿常规等。

→ 胎儿的发育和位置监测，包括宫底高度、腹围、胎心监测、胎位检查等。

→ 根据孕妈妈的实际情况和妊娠的特殊时期需要进行一些产前筛查项目，如B超检查、唐氏综合征筛查、羊膜腔穿刺检查等。

→ 特殊的妊娠应重点检查，如高龄妊娠、多胎妊娠、孕期患有慢性疾病等。

孕期健康状况较好的孕妈妈也不可忽视和逃避产前检查。研究表明，早期开始产前检查与生育一个体重正常、健康的宝宝之间有着非常重要的联系。所以，无论孕妈妈的身体是否健康，产前检查都不能忽视。

🍃 孕期产检日程安排一览表

孕期检查一般要求是做9～15次。初次检查在怀孕第4～8周进行，然后孕28周前每个月进行1次检查，孕28～36周每2周1次，孕37～40周每周1次。

产检时间	常规检查及保健	备查项目	健康教育
第1次检 （6～13^{+6}周）	· 建立妊娠期保健手册 · 确定孕周，并推算预产期 · 评估妊娠期高危因素 · 血压、体重指数、胎心率 · 血常规、尿常规、血型（A、B、O和Rh）、空腹血糖、肝功能和肾功能、乙型肝炎病毒表面抗原、梅毒螺旋体和人类免疫缺陷病毒（HIV）筛查、心电图等	· 丙型肝类病毒（HCV）筛查 · 地中海贫血和甲状腺功能筛查 · 宫颈细胞学检查 · 宫颈分泌物检测淋球菌、沙眼衣原体和细菌性阴道病的检测 · 妊娠早期B型超声检查，妊娠11～13^{+6}周B型超声测量胎儿颈项透明层（NT）厚度 · 妊娠10～12周绒毛活检	· 营养和生活方式指导 · 避免接触有毒有害物质和宠物 · 慎用药物和疫苗 · 改变不良生活方式；避免高强度、高噪声环境和家庭暴力 · 继续补充叶酸（0.4～0.8mg/d）至怀孕3个月，有条件者可继续服用含叶酸的复合维生素
第2次检查 （14～19^{+6}周）	· 分析首次产前检查结果 · 血压、体重、宫底高度、腹围、胎心率 · 唐氏综合征筛查（妊娠中期非整倍体母体血清学筛查） · 血常规、尿常规	· 羊膜腔穿刺检查胎儿染色体 · 无创DNA监测	· 妊娠中期胎儿非整倍体筛查的意义 · 血常规检查血红蛋白＜105g/L，补充铁元素（60～100mg/d） · 开始补充钙剂（600mg/d）
第3次检查 （20～23^{+6}周）	· 血压、体重、宫底高度、腹围、胎心率 · 血常规、尿常规 · B超大排畸（胎儿系统B型超声筛查18～24周）	· 宫颈评估（B型超声测量宫颈长度，早产高危者）	· 早产的认识和预防 · 营养和生活方式指导 · 胎儿系统B型超声筛查的意义

产检时间	常规检查及保健	备查项目	健康教育
第4次检查 （24～27+6周）	· 血压、体重、宫底高度、腹围、胎心率 · 妊娠糖尿病筛查 · 血常规、尿常规	· 抗D滴度复查（Rh阴性者） · 宫颈阴道分泌物胎儿纤维连接蛋白（fFN）检测（早产高危者）	· 早产的认识和预防 · 营养和生活方式的指导 · 妊娠糖尿病筛查的意义
第5次检查 （28～31+6周）	· 血压、体重宫底高度、腹围、胎心率、胎位 · 产科B型超声检查 · 血常规、尿常规	B型超声测量宫颈长度或宫颈阴道分泌物胎儿纤维连接蛋白（fFN）检测	· 分娩方式指导 · 开始注意胎动 · 母乳喂养指导 · 新生儿护理指导
第6次检查 （32～36+6周）	· 血压、体重、宫底高度、腹围、胎心率、胎位 · 血常规、尿常规	· 产科B族链球菌（GBS）筛查（35～37周） · 肝功能、血清胆汁酸检测（32～34周，怀疑妊娠肝内胆汁淤积症（ICP）孕妇） · 无刺激胎心监护（NST）检查（34周开始） · 心电图复查（高危者）	· 分娩前生活方式的指导 · 分娩相关知识 · 新生儿疾病筛查 · 抑郁症的预防
第7～11次检查 （37～41+6周）	· 血压、体重、宫底高度、腹围、胎心率、胎位、宫颈检查（Bishop评分） · 血常规、尿常规 · 无刺激胎心监护（NST）检查（每周1次）	· 产科B型超声检查 · 评估分娩方式	· 新生儿免疫接种 · 产褥期指导 · 胎儿宫内情况的监护 · 超过41周，住院并引产

　　如果是高龄妊娠，或是有双胎或多胎妊娠、高危妊娠或孕妈妈患有慢性疾病的情况，应在医生的指导下适当增加产检次数，并在整个孕期进行严密监测，以了解母婴健康状况，谨防意外的发生。

🍃 建档要趁早

近几年都是生育高峰，尤其是国家"二胎"政策开放以后，这种现象更甚。大多数医院都要求提前确定在哪家医院生产，以方便在医院建档，建档后才能进行系统的产前检查。但各个医院特别是大医院床位有限，有些可能需要提前"订床"，所以，准爸妈们一定要提前做好准备，好让孕妈妈顺利建档。

🍃 做"排畸"检查的必要性

在妊娠11～13^{+6}周时，一般医院都会安排孕妈妈进行B型超声波检查，测量胎儿颈项透明层（NT）厚度，俗称"小排畸"。此检查便于及早发现唐氏综合征胎儿和先天性心脏病的胎儿，并及时予以干预。通常，绝大多数正常胎儿都可以看到此透明层，厚度小于3.0毫米为正常，大于3.0毫米即为异常，异常时提示可能出现唐氏综合征胎儿，这样，就一定要做好唐氏综合征筛查或者羊水穿刺的检查，以进一步排查畸形。当然NT值也不是越小越好，只要在参考范围内，不要超过或过于接近临界值，都是正常的。

B超"大排畸"检查的意义也非常重大，一般将"大排畸"安排在孕18～24周，此时胎儿的大脑正处于突飞猛进的发育时期，胎儿的结构已经基本形成。另外，这一时期孕妈妈的羊水相对较多，胎儿的大小比例适中，在子宫内有较大的活动空间，胎儿骨骼回声影响也较小。因此，此时进行超声波检查，能比较清晰地看到胎儿的各个器官的发育状况，并可以诊断出胎儿头部、四肢、脊柱等畸形的情况。检查时长通常为15～20分钟。一般来说，这种检查能检查出"大方面"的畸形，例如新生儿先天性心脏病、开放性脊柱裂、内脏外翻、唇腭裂、脑部异常、四肢畸形、胎儿水肿、多指（趾），等等。

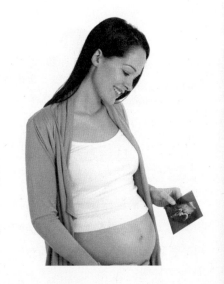

高龄妊娠、多胎妊娠者，以及妊娠高危人群尤其要重视此项检查。

不可忽视唐氏综合征筛查

迄今为止，针对染色体疾病还没有有效的治疗手段。因此，降低生育染色体疾病患儿风险的最好方法是尽早通过产前遗传咨询以及产前检测、诊断等方式，及早发现并解决问题。唐氏综合征筛查是唐氏综合征产前筛选检查的简称，是孕妈妈必做的"排畸"检查项目。唐氏综合征又称为先天愚型，是一种染色体异常导致的疾病。

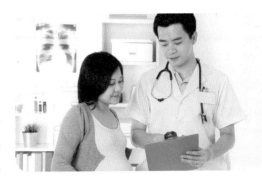

一般来说，在孕14～19⁺⁶周，孕妈妈的产检日程安排中会进行一次唐氏综合征筛查。做唐氏综合征筛查前，孕妈妈需要准备好详细的个人资料，在检查的前一天晚上10点以后不要再进食、喝水，尤其要注意少吃油腻食物和水果等，以免影响检查结果的准确性。

做完唐氏综合征筛查，结果显示为"高危"的孕妈妈，一般会被建议做无创脱氧核糖核酸（DNA）产前检测，以确定胎儿的健康状况。无创DNA产前检测又称为无创胎儿染色体非整倍体检测，是通过采集孕妈妈外周血10毫升，从血液中提取游离DNA（包括孕妈妈的DNA 和胎儿的DNA）进行测序，并将测序结果进行生物信息分析，从而检测胎儿是否患三大染色体疾病。三大染色体疾病分别为：唐氏综合征，又称先天愚型综合征和21三体综合征；18三体综合征，又称为Edward综合征；13三体综合征，又称Patau综合征。

无创DNA产前检测避免了将相关设备深入到孕妈妈的子宫内进行取样时的感染风险，也不会给本来就紧张的孕妈妈带来更大的精神压力，而且检查准确率高达99%以上，而且，无创DNA产前检测的取样方法较为简单，不需要预约，也不必长时间排队，一步到位，避免了孕妈妈们对唐氏综合征筛查高危的担忧、对羊水穿刺的恐惧，还有多次去医院检查的疲惫和等待，既可靠，又安全，未来可作为普遍的检测技术，以提高健康胎儿的出生比例，为广大育龄人群提供更为安心的产检和贴心的保障。

🍓 重视妊娠糖尿病筛查

孕妈妈患糖尿病主要有两种情况，一种是孕前患有糖尿病，孕后糖尿病加重；一种是怀孕期间形成的糖尿病，即妊娠糖尿病。据科学统计，在妊娠期间，首次发生糖耐量异常的概率为1%～3%。

妊娠糖尿病筛查一般是在孕24～27^{+6}周进行，其主要是通过测量孕妈妈的空腹血糖值、服糖后1小时血糖值和服糖后2小时血糖值，来作为妊娠糖尿病筛查的依据和参考。具体方法是：先抽空腹血糖测定，再将50克葡萄糖粉溶于200毫升白开水中，5分钟内喝完；接着在第1、第2个小时各采血测定血糖。3项中任何1项的值达到和超过临界值，都需要进一步进行75克葡萄糖耐量试验，以明确孕妈妈是否有妊娠糖尿病。

在做妊娠糖尿病筛查的时候，不同的医院可能会有不同的检测方法。例如，有的医院会给孕妈妈直接给予葡萄糖水，要求按规定的量短时间内喝完，然后分时间段抽血测定血糖值。大多数医院都会用葡萄糖粉给孕妈妈冲水喝。喝葡萄糖粉的时候，孕妈妈要尽量将糖粉全部溶于水中，不要洒掉，以免影响检查的正确性。现在大多数医院都配有护士帮忙冲泡葡萄糖水，孕妈妈稍加注意即可。

另外，很多孕妈妈做葡萄糖耐量测试时，都会出现第一次不能通过的情况，这很有可能是因为孕妈妈在检查的前一天吃了过多的甜食，影响了检查结果的准确性，而非孕妈妈本身有问题。因此，孕妈妈在确定好做妊娠糖尿病筛查的前几天，需要适当控制糖分的摄入，诸如西瓜、果汁之类的东西都要格外注意，谨慎摄取，以免使身体摄取的糖分高出日常饮食，影响检查结果。

🍓 做好胎心监护，学会监测胎动

从孕32周开始，孕妈妈每次产检都需要进行胎心监护，监测胎儿在20分钟内的活动情况，推测出宫内胎儿有无缺氧状况发生。若20分钟内胎动次数大于3次，每次胎动时，胎心加速超过15次/分钟，且没有出现频繁宫缩，通常认为监测结果正常，胎儿健康。若胎动过少或无，则表示胎儿可能在睡觉，或有宫内缺氧等异常情况。医生通常会让孕妈妈休息一会儿或吃些东西后再做一次测试，然后根据实际情况来进行判断。

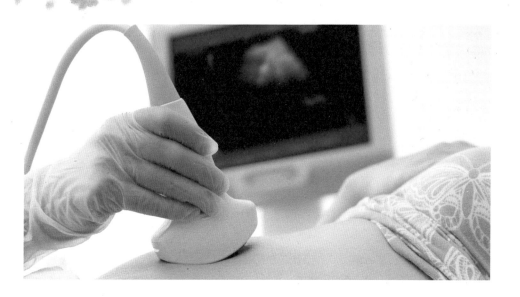

　　胎心监护检查时间可能长达1个小时，这很常见。孕妈妈千万不能太着急，准爸爸也要及时安抚孕妈妈，陪孕妈妈多走走，帮助她放松心态。

　　胎心监护只能在特定时段检测，而不能保证随时都能检测，所以，为了胎儿的健康，孕妈妈需要养成每天自行检测胎动的习惯。

　　孕妈妈在了解宝宝一天内胎动情况后，可以通过以下3种方式中的任一种监测胎动情况。

　　固定时间内的胎动次数：每天测试3小时的胎动，可将时间分配在8～9点、13～14点、18～19点。将所测得的这三个时段的胎动次数相加，得到的总数再乘以4，此时的数值可以作为每天12小时的胎动记录。

　　晚饭后的计时监测：大部分胎儿晚饭后会更活跃，孕妈妈可以在晚饭后19～23点间，测量宝宝的胎动次数。观察胎儿出现10次胎动所需要的时间。如果3小时后，胎动次数小于10次，孕妈妈应该及时就医。

　　累计每天的胎动次数：这是最简单的计算方法。孕妈妈可以做一个表格，每天早上8点开始记录，每感觉到一次胎动，就在表格里做一个记号，累计大于10次胎动即为正常。

　　准爸爸可以每天和孕妈妈一起数胎动，不仅能和孕妈妈一起体会生命成长的奇妙，也能促进亲子交流。同时，应随时留意胎动的异常情况，并及时处理。

二、做好日常起居保健，让孕期更舒适

关注生活中的每一个细节，可以减少许多不必要的不利因素对母体与胎儿造成的危害，让孕妈妈更为舒适、舒心地度过整个妊娠期。

养成好习惯，降低孕期流产风险

研究发现，超过1/4的流产可以通过改变不良生活方式得到预防。孕妈妈只要注意一些细节及改变部分生活习惯，便可有效降低流产概率。

作息正常，保证充足的睡眠

生活不规律、睡眠时间过短、生物钟颠倒等不良作息习惯，将直接导致体内内分泌紊乱，造成孕妈妈免疫力下降，身体虚弱，增大流产风险。

远离"危险"食物

孕妈妈平时一定要注意饮食安全和卫生，食物一定要烹熟烹透，这样可以避免食物中的细菌、病毒通过母体而感染胎儿，如生的或半熟的猪肉、鸡肉、鸭肉或鸡蛋中都可能含有细菌。平时要注意少吃外食，一是考虑到营养问题，再者也能降低食品安全方面的潜在风险。

运动要量力而行

运动可以帮助消化、促进血液循环、调节心情，在身体允许且医生同意的情况下，孕妈妈可根据孕期不同阶段和自身实际情况适当进行一些柔和的运动，如散步、慢跑、瑜伽等，但动作一定要慢，每次运动不超过30分钟。刚开始运动时，运动量要小，要循序渐进地进行，最好听从医生的建议，以保障运动安全有效。

另外，不是每个孕妈妈都适合运动，若孕妈妈曾经有过先兆流产、早产、羊水过多或过少、前置胎盘史，或是患有心脏病、高血压等并发症，为了安全，可以不运动或少运动。

▶▶ 避免情绪紧张

情绪紧张有可能影响免疫系统，导致内分泌功能失调，从而导致流产。孕妈妈平时一定要注意保持心情愉快、轻松，多想想美好的事情，远离不良情绪。

▶▶ 坐、立、行都要小心

为了宝宝能有一个舒适的生长环境，孕妈妈需要多加注意坐姿，避免压迫到腰腹部。孕妈妈最好准备一把专用的椅子，高度保持在40厘米左右，椅面可以稍微硬一些，太软会让孕妈妈更累。孕妈妈在坐下时，背要挺直，臀部大部分应坐在椅子上，可在后背放一个靠垫。

孕妈妈不宜久坐，也不宜久站。在站立时需要注意，将两腿平行，两脚稍微分开，略小于肩宽，两脚平直，不要内向或外向。这样站立，重心落在两脚之间，不易疲劳。若站立时间较长，可将两脚一前一后站立，并每隔几分钟变换前后位置，使体重落在伸出的前腿上，可以缓解久站的疲劳。

平时上下床的动作也要慢，特别是怀孕中后期，孕妈妈的肚子变得非常大，稍不注意就可能引起不适，甚至危害到胎儿。

▶▶ 洗澡时注意安全

怀孕后，孕妈妈的汗腺和皮脂分泌会比平时更为旺盛，所以需要经常洗澡以清洁皮肤。孕妈妈洗澡可不能再像平时一样随意，应特别注意安全，以免对自己和胎儿造成危害。

沐浴用品应选择中性、温和、没有浓烈香味、保湿性好的产品，以免伤害敏感的肌肤。洗澡宜采用淋浴的方式，避免坐浴。因为孕妈妈的内分泌功能发生了变化，阴道内具有杀菌功能的酸性分泌物减少，防御功能降低。如果坐浴，水中的细菌容易进入阴道造成上行感染。另外，洗澡时间也不宜过长，最好控制在20分钟以内。时间过长容易造成孕妈妈脑部供血不足，出现头晕、眼花、胸闷等症状，胎儿也会出现缺氧、胎心率加快等问题，给其神经系统的发育带来危害。

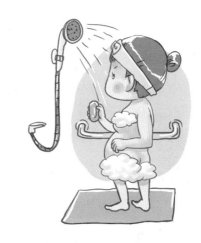

保证睡眠质量，孕妈胎宝都受益

怀孕后孕妈妈需要更多的休息时间，睡眠不足会影响食欲和情绪等，还会增加患妊娠糖尿病的危险。孕妈妈可以通过调整睡姿及睡眠习惯等来保证睡眠质量。

▶▶ 规律作息不熬夜

孕妈妈应该制定规律的作息时间，每天要按时起床，按时睡觉，至少要保证8小时的睡眠时间，并按时吃一日三餐。

为了养成有规律的作息时间，孕妈妈应该调整白天和夜间的活动。在白天尽量把压力降到最低，防止情绪有较大的波动。平时可以学习一些保持心情平静和放松的方法，睡前可以采取听音乐、阅读等方式来平静心情，促进睡眠。晚餐不要吃得太饱，以免因消化不良而对睡眠不利。如果在孕前有熬夜的习惯，孕后一定要改掉。熬夜容易造成内分泌紊乱，使生物钟紊乱，影响身体新陈代谢，不利于自身的健康，还会使分泌生长激素的垂体前叶功能发生紊乱，影响胎儿的发育。

▶▶ 选择合适的睡姿

子宫是一个右旋的器官，不断增大后，对右侧输尿管的压迫会加重，情况严重的会导致尿液逆流的现象发生。因此，孕期的睡姿应采取左侧卧位，这样可以减轻子宫对右侧输尿管的压迫，减少夜间小便的次数，还可以改善子宫右旋，减轻子宫血管张力对主动脉等部位的压迫，维持正常子宫动脉的血流量，保证胎盘的血液供给，避免宝宝出现缺氧的情况。左侧卧位姿势还可以帮助胃容物停留在胃里，减轻反流，让在右侧的肝脏免受压迫。

采取左侧卧位时，孕妈妈可在两膝之间和下背部各垫上一个枕头，可以购买孕妇专用的枕头，这样可以使孕妈妈更为舒适地入睡。

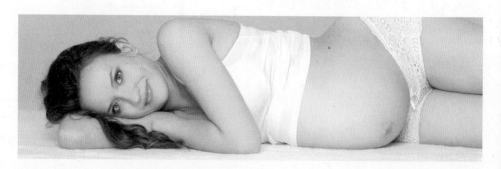

▶▼ 打造良好的睡眠环境

良好的睡眠质量跟睡眠环境关系密切，一个适合睡眠的环境可以帮助孕妈妈尽快入睡，并减少不安的情绪。打造良好的睡眠环境，可从灯光、声音、卧室颜色等方面来着手。

灯光不要太明亮

孕妈妈睡前应该开启卧室内灯光较为柔和的灯，一般落地灯、壁灯、小型的吊灯等灯光都较为合适。为了方便夜间排尿，孕妈妈也可在床头安一盏起夜灯，这种灯光线很柔和，既可以达到照明的目的，又可防止过于明亮的灯光影响再次入睡。

防止噪声

卧室要保持安静，门窗的隔声效果一定要好。孕妈妈睡觉时本来就较为敏感，如果卧室的隔声效果太差，让噪声进入就会严重影响睡眠质量，久而久之，就容易出现失眠的症状。

卧室装饰颜色宜淡雅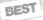

卧室的颜色要给人以宁静的感觉，宜淡雅，而不宜浓烈。淡雅的色彩会让人感觉舒服，不会对视觉造成刺激，浓烈的色彩容易让人产生兴奋和不安，不利于睡眠。

▶▼ 适当睡午觉

怀孕期间，如果每天能够午休一段时间，可以使身体得到更好的休息，对身心都有益。午睡可以补充睡眠，防止疲劳；午睡过后，孕妈妈下午的精神状态会更好；午睡时，孕妈妈脑部的脑下垂体同样可以分泌出生长激素，从而促进宝宝的生长发育。有些孕妈妈夜间的睡眠质量较差，午睡就显得更有必要。

孕妈妈午睡也应采取侧卧的方式睡觉，不要随意趴在桌子上睡。午睡的时间在1小时左右为宜。每天午睡的时间应该固定下来，这样睡眠质量会更高。

定期量体重，避免营养不良或过剩

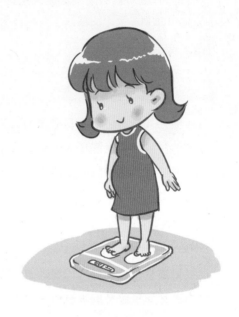

称量体重是每次产检时的必检项目，但由于每次产检时间通常需要间隔十几天，这期间如果饮食控制不好或忽视运动，则可能导致明显增重或营养不良的现象长期得不到重视。长此以往，就可能导致营养过剩或营养不良，给孕妈妈和胎儿带来不利影响。所以，孕妈妈千万不要忽视称量体重这件事。

建议孕妈妈每次产检都测量一下体重。不过，由于产检多是每月一次，而孕妈妈的体重会随着孕周的增加而递增，所以必须每周测量，可以选择在家自测。通过每周测量的结果，可以知道自己体重的变化规律，并及时进行调整。例如，如果每周体重增加超过2千克，表明你和胎儿的健康将受到威胁，需要及时调整饮食和运动方式。在刚开始时，孕妈妈可以每天称量体重，这样可以不断地提醒孕妈妈应该注意饮食内容，适量运动，避免体重直线上升。

孕妈妈可以自制一个体重曲线图，每周测量体重并记录下来。看着自己的体重不断上升，相信孕妈妈也会有点小压力，因为这些赘肉需要在产后慢慢减下去。如果曲线始终保持在一个水平不增加，孕妈妈也需要引起重视，因为这很可能是营养摄入不足的信号。

当孕妈妈发现体重增长明显落后于计划时，应采取措施增加体重。方法很简单，就是要适当多吃一些。如果实在食欲不佳或吃不了太多，可以增加餐次，即在三餐之间再适当添加一些高营养、高能量的食物，如鸡蛋、牛奶、坚果等。主食能量高，为了增重可以多吃一些，如馒头、面包、米饭等。肉类每天都要吃一些，鸡蛋一天可以吃1~2个，不要食用太多水果和蔬菜。

健康生活，舒心养胎

孕妈妈要时刻留意自己的生活状态和生活环境，让自己的孕期更舒适，让胎儿在健康的环境中成长。

▶▽ 多晒太阳

天气晴好时，孕妈妈可以常出门晒晒太阳，一方面可以呼吸新鲜空气，让孕妈妈保持好心情，另一方面有利于补钙。怀孕以后，孕妈妈对钙的需求量增加，钙在体内的吸收与利用离不开维生素D的作用，而多晒太阳可以促进皮肤合成维生素D。

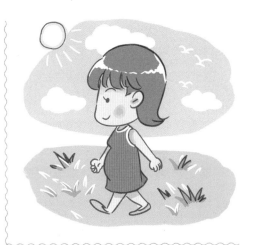

最好能保证每天的日晒时间，夏季在半小时左右为宜，冬季可增加至1小时左右。晒太阳后一定要注意多喝水，多吃水果和蔬菜，以补充维生素C，这样做可以抑制黑色素的生成，防止出现晒斑。晒太阳时一定要注意避开正午的阳光直晒，这时阳光中的紫外线过强，容易晒伤皮肤。

▶▽ 远离杀虫剂

杀虫剂中往往含有对胎儿有害的化学物质，偶尔的接触不会损害胎儿，但如果频繁地接触，则会造成胎儿发育缺陷。所以，如果家中需要杀虫，应尽量采用物理方法解决。即使偶尔使用杀虫剂，孕妈妈也应该远离现场。

▶▽ 少上网，少使用手机

有些孕妈妈因为怀孕后各种外出活动减少，便花很多时间在电脑前上网或玩游戏，以此消磨时间。这种做法对胎儿健康十分不利。上网时长时间坐在电脑前，会影响孕妈妈的下肢血液循环，加重水肿，导致下肢静脉曲张；电脑产生的电磁辐射还容易导致孕妈妈早期流产或引起胎儿畸形。如果孕妈妈要上网，一定要控制好时间，也要避免坐得太久。

对于手机使用而言，也是一样的道理。孕期经常使用手机，对胎儿肯定有所影响，还容易对孕妈妈的视力造成损害。

注意厨房污染和大气污染

烹调食物会产生大量的油烟，另外煤气或液化气燃烧后会产生二氧化碳、二氧化硫等有害物质，令厨房变成污染"重地"。这些有害物质可能进入孕妈妈体内，通过血液渗入胎盘，影响胎儿的发育。如果厨房里使用了电磁炉、微波炉等电器，孕妈妈还要注意防辐射。厨房的抹布一定要每天清洗、消毒，以免细菌等污染。

雾霾严重时，孕妈妈要减少外出，以免空气污染危害到孕妈妈和胎儿的健康。

正确使用电扇、空调

夏季温度高时孕妈妈可适当使用电扇或空调，冬季室温低时也可以适当使用空调或暖气。但对于孕妈妈来说，有一些需要注意的事项。孕妈妈不宜长时间使用空调、电扇，以免使动脉血压暂时上升，增加心脏负担，而且长时间使用空调、电扇，还容易出现头痛头晕、倦怠无力的症状。出汗较多时，不宜马上使用空调或电扇，以免发生感冒。

正确的做法是将电扇调成摇头旋转，并放在离孕妈妈较远的地方，风量也不宜太大；使用空调时应穿上长裤，晚上则要盖好被子，而且要注意保持室内温度和湿度适宜。

不烫染头发

在决定烫发、染发之前，孕妈妈一定要慎重考虑。因为烫染发所用的药剂里面往往都含有重金属，这些重金属元素通过母体血液循环易使胎儿发生畸形。另外，在美容美发机构烫染头发时，往往需要好几个小时的时间，保持长时间的坐姿对孕妈妈来说是一件辛苦且不健康的事情，有可能造成腰痛和水肿等问题发生。

远离香烟与"二手烟"

孕妈妈在妊娠早期吸烟，香烟中的尼古丁等有毒物质可以使体内的黄体酮分泌减少，影响子宫内膜的脱膜反应，会使胚胎发育不良而引起流产。长期吸烟的女性在妊娠晚期容易并发胎盘早期剥离、前置胎盘、出血、羊水早破等，而且初生婴儿的体重大多低于正常婴儿，还可能出现智力发育迟缓，记忆力、理解力较差等情况。孕期大量吸烟还可导致胎儿先天性心脏病、唇腭裂、痴呆以及无脑儿等畸形。

孕妈妈吸烟对母体和胎儿的危害都很大，所有的孕妈妈都应禁止吸烟，有吸烟习惯的最好在怀孕前就开始戒烟。除了不能吸烟之外，孕妈妈还应尽量减少吸入"二手烟"的机会。

▶▼ **安全使用居家用品**

常见的居家清洁剂或驱虫用品，如空气清新剂、洗涤剂、漂白剂、除臭剂、消毒液、蚊香等，很多都含有对孕妈妈有不利影响的化学成分，所以，在日常生活中要尽可能地少用或不用。另外，也可以寻找其他更安全的方法，例如用蚊帐来代替蚊香；室内经常通风，就可以少用空气清新剂；衣服经常拿到阳光下晾晒，就可以不用消毒液了。厨卫用具和室内配饰应尽量选择环保的产品，以减少可能存在的安全隐患。

▶▼ **远离有害化妆品**

怀孕期间，孕妈妈可以适当采用孕妇专用护肤品来保养皮肤，但最好是不用彩妆用品，如口红、粉底、睫毛膏等，因为其中含有对胎儿有害的化学成分。美白祛斑类产品、香水等最好也不要用，以免危害到敏感的胚胎，特别是在怀孕早期。

有些孕妈妈出于职业礼貌，需要时刻保持精致的妆容，此时，可以选择质量好、成分单纯、以天然原料为主的温和产品，妆容应清新淡雅，不宜过重，并注意及时卸妆、彻底洁面，以防止色素沉淀。

▶▼ **慎养花草**

养花种草可以净化空气，美化环境，还可以怡养性情，但是怀孕后，孕妈妈就要注意了，不是所有花草都适合在孕期种养。一些花草含有有毒物质，孕妈妈不小心接触或通过香味吸收，则可能对宝宝造成不利影响。如夹竹桃、一品红、含羞草、郁金香等千万不要养在室内，尤其是孕妈妈的卧房内。养花时需要做的粗活儿，如搬花盆、花盆松土等，孕妈妈一定要量力而行，必要时交给准爸爸来做。

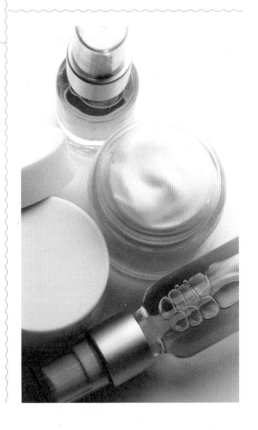

休闲娱乐，掌握宜与忌

怀孕期间到底可不可以出去游玩？什么能做？什么不能做？……在怀孕不同的时期，有不同的答案。下面列举一些常见的休闲娱乐方式，供孕妈妈参考。当无法把握时，可以听取医生的意见。

▶▼ 去海边玩水

在怀孕过程中，是否能去海边玩水，需提前跟医生确认。炎炎夏日若去海边，通常人多混乱，有可能会受推挤跌倒。如果身体允许，可以选择在淡季去海边旅游。另外还要注意不要着凉，也不要在海水中洗泡太久。

▶▼ 旅行

若身体状况不错，去旅行也无妨。但孕早期（孕1～3月）旅行可能有流产的风险，孕晚期（孕8～10月）还可能出现早产的风险。如果想去旅行，可以在较为舒适的孕中期（孕4～7月）进行。旅行也应尽量选择短途旅行，而像出国旅行等，则很容易消耗体力，最好不要安排进这样的旅行。

▶▼ 观览水族馆、动物园

孕期去博物馆、水族馆、展览馆、动物园等地方观览，通常是没有问题的。但需注意，散步的空间要尽量宽敞，中途若有长凳，可以坐下来休息一下，并适当补充水分。

▶▼ 洗泡温泉

研究表明，在怀孕的前7周内，孕妈妈体温在38℃以上超过10分钟，就容易导致流产或者新生儿患神经管缺陷（如脊柱裂）。因此，在妊娠期间应避免体温过高。但在怀孕中期，偶尔进行一两次温泉浴也无妨，但洗浴时间不宜过长。另外，洗泡温泉还容易导致脱水症和跌倒，孕期最好不要泡温泉。

▶▼ 跳舞、做瑜伽

孕妇舞蹈和瑜伽，是非常适合孕妈妈的锻炼方式。除了专门的运动中心及孕妇课程之外，有些医院也开设有孕妇体操或孕妇瑜伽等课程，孕妈妈可以提前咨询。

▶▼ 去游乐园游玩

游乐园人流量通常较大，对孕妈妈来说可能是很大的负担，而且很多游乐活动，对孕妈妈来说也不能参与，孕妈妈只能坐着看，如果没必要，孕妈妈最好不去。

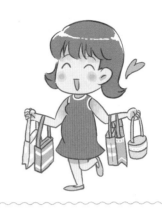

▶▼ 逛街购物

如果孕妈妈感觉身体状况良好，那就随时可以去逛街。购物不仅仅可以起到锻炼的效果，更能让孕妈妈放松心情。但需注意，不要逛得太久，若需要去较远的地方采买，可以找准爸爸帮忙提携东西，中途还应适当休息。

▶▼ 现场观看赛事

孕期若无明显不适，去现场观看运动赛事并没有太大问题。但是，在现场通常比较容易激动，孕妈妈要注意控制好自己的情绪和行为，不要跳来跳去，也不要大喊大叫，以免影响到胎儿。另外，腹部太大时就不适合去现场了。

▶▼ 看电影

身体允许的情况下，孕妈妈可以不受限制地享受看电影的美好时光，但长时间不活动容易导致血液循环变差，所以，观影间隙孕妈妈可以偶尔做些伸展活动，以促进血液循环。此外，怀孕期间容易尿频，观影途中一定要及时如厕。

温馨提示

外出游玩时通常会面临交通工具的选择问题，孕妈妈一定要充分考虑到自己的身体状况。如果是自驾行，最好是让准爸爸或其他朋友开车，不要自己开车。如果是搭乘飞机，应注意时间不要太长，以免出现脱水或生成血栓的危险，而且坐飞机容易引起情绪紧张，孕妈妈应尽量避免。到了怀孕后期，如果孕妈妈要搭乘飞机，需事先开具医生诊断证明，并提前跟航空公司确认。

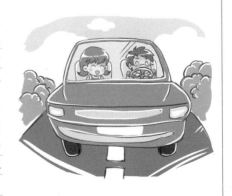

安全工作，舒缓压力、降低风险

很多孕妈妈发现，孕期工作会很好地帮助她们忽略孕期不适。除了从事强体力或高危险的工作外，无妊娠并发症的女性在孕期前几个月工作通常是安全的。以下方法可以帮助职场孕妈妈做到工作与养胎二者兼顾，我们不妨试一试。

及时与领导沟通

一旦发现怀孕，应该及时与领导沟通。如果孕妈妈从事的是接触有毒物质、电离辐射的工作，或从事高温作业、震动作业、在噪声环境中工作，都应该调离工作岗位，以免影响胎儿的发育。若工作强度大，怀孕后胜任不了现有工作，要向领导申请调整。

改善工作环境

工作并不会因为孕妈妈怀孕而变得简单，但孕妈妈可以想办法让自己变得舒服些。准备些能让自己感觉舒服的小道具。如小凳子，垫在脚下抬高双腿可减轻腿部压力；小毛毯，保暖；小靠垫，减轻腰部压力等。此外，孕妈妈可以动静结合，缓解紧张情绪。工作再忙，孕妈妈也要记得多起来活动身体，如倒杯水慢慢喝，或者眺望一下窗外等。即使坐在椅子上，也可以做抬腿、伸腰或者扩胸等动作，舒缓一下紧张的肌肉。

提高工作效率

既然决定怀孕，就应该学会提高工作效率，尽量避免工作对生活时间的占用，最好不要将工作带回家，应该在工作与生活之间找到平衡。如果工作任务繁重，不要着急，可以先将工作分类，然后先做最紧急的20%，再做重要的50%，剩下的30%可选择尽力而为或直接放弃不做。尽量将产检时间安排在休息日，不要总因为产检而请假，以免给单位和同事增加太多的麻烦。

注意办公用品的使用

孕妈妈应该与办公室的打印机、电脑等机器保持一定距离，如果不能避免，那就穿上防辐射服。

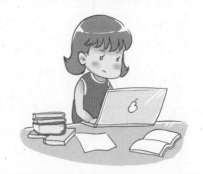

🖤 外出时将安全放在首位

孕妈妈腹部慢慢变大，行动也会越来越不便，外出时千万要小心。外出时的安全保障可从出行交通工具的选择、避免人流高峰等方面来考虑，出远门时最好有家人或朋友陪同，不可独自外出。

▶▼ 公共交通方式出行

→ 避开上下班高峰期出行，不要追赶公交车，也不要与别人争抢车门、座位，以免造成危险。

→ 站累了或是车上过于拥挤时，可以请别人给你让座，也可请司机帮忙找座位。

→ 选择汽车靠前、靠窗通风的位置，这样可以减少颠簸，恶心时也可以深呼吸一下窗外的新鲜空气，以免加剧早孕反应。

→ 乘坐地铁需要进行安检，这时孕妈妈可以绕过安检仪器，将手提包交给安检人员，让他们帮助自己安检，以避免辐射。

▶▼ 自驾车出行

→ 避免在凹凸不平或弯曲的路面行驶，更不要快速行驶，以防紧急刹车碰撞到腹部。

→ 不要长时间开车或坐车，坐的时间太久，长期处于一个姿势，会使得孕妈妈腰部受力增大，致使腹部压力过大而引发流产。而且，长时间处于震动和摇摆之中很容易疲劳，长期处于颠簸状态还可能导致腹痛。

→ 一定要系上安全带，安全带的肩带置于肩胛骨地方，不要紧贴脖子，肩带部分应该以穿过胸部中央为宜，腰带置于腹部下方，不要压迫到腹部。

▶▼ 步行

上班时，单位离家不远的孕妈妈可以考虑步行上班，因为步行有健身作用。但每次步行时间不宜过长，以不超过30分钟为宜，而且速度不要太快，以免摔跤。步行时还要眼观四路，如果有行色匆匆的行人走来应立即避让，免得被人撞倒。更不要做出闯红灯、低头行走等危险行为。

孕期谨慎用药，以免危害胎宝

众所周知，孕期盲目用药会对胎宝宝的生长发育造成影响，但有些疾病对胎宝宝、孕妈妈的影响远超过药物影响，这时就不得不使用药物。孕妈妈用药和宝宝的孕周有密切关系。在宝宝器官形成期药物影响最大，等器官长成后，药物影响逐渐减小。如何做到安全用药，保障孕期顺利？看看医生有哪些指导。

一般来说，在孕后第3～4周，这个时期药物对胚胎的影响是大或无，即要么没有大的影响，要么会导致流产，一般不会导致胎宝宝畸形。主要是应参考医生的意见后再选择。

孕后第5～10周，这个时期称为致畸敏感期，也是胚胎各器官加速分化形成时期，极易受药物等外界因素影响而导致宝宝畸形。这个阶段应该严格控制用药，如

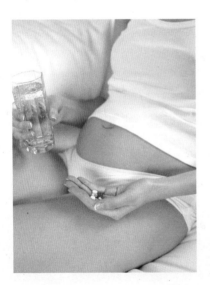

有服药史，可在怀孕16～20周进行产检，进一步了解宝宝生长发育情况及排除宝宝畸形。

到了孕中晚期，宝宝的器官基本分化完成，并继续生长。这段时间药物致畸形的可能性大大下降，但是有些药物仍可能影响宝宝的正常发育。如需用药，应事先咨询医生。

在孕期最后1周，孕妈妈用药时需特别注意，因为胎宝宝成为新生婴儿时，体内的代谢系统不完善，还不能迅速、有效地处理和消除药物，药物可能在婴儿体内蓄积并有药物过量的危险。

孕期性生活有讲究

得知孕有小宝宝的喜讯，很多孕妈妈都谈"性"变色，其实大可不必如此紧张。怀孕是一种生理现象，不是生病，只要了解孕期夫妻生活注意要点，适当进行亲密行为不仅对夫妻的感情生活有益，而且也有助于胎儿的发育。孕期性生活应重点考虑到孕妈妈的身体状况和孕期不同阶段的妊娠特点。

▶▼ **孕早期暂别性生活**

怀孕初期，胎盘正处在发育阶段，特别是胎盘和母体宫壁的连接还不紧密，性生活可能会使子宫受到震动，很容易造成流产。因此，孕期的前3个月内应尽可能禁止性生活。

▶▼ **孕中期适当"亲密接触"**

怀孕3个月以后，胎盘逐渐形成，胎盘和羊水像两道屏障阻挡外界的刺激，妊娠因此进入稳定期，准爸爸和孕妈妈可以适度地进行性生活。以每周1～2次为宜，动作宜轻柔。对于体位的选择，宜采用女上男下式，这样孕妈妈可以掌握性交的深度和角度，也不会挤压到腹部。此外，在性交的时候最好使用安全套，一是可以避免精液刺激引起子宫收缩，造成早产，二是防止细菌交叉感染。

▶▼ **孕晚期慎行房事**

进入怀孕后期，在孕妈妈身体状况较好的情况下，可以适度进行性生活，但需控制好频率和强度，注意姿势和体位，以孕妈妈感觉舒适、不压迫腹部为宜。临产前4周或前3周时必须禁止性交。因为这个时期胎儿已经成熟，为了迎接胎儿的出世，子宫已经开始下降，子宫口逐渐张开，如果这时性交，发生羊水感染的可能性很大。一旦感染，可导致胎儿出生后抵抗力差，容易感染疾病，产妇还易出现产褥感染。

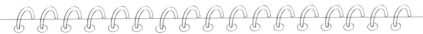

温馨提示

有以下症状者应严禁性生活：

→ 曾经有过人工流产或习惯性流产史等。

→ 胎盘的位置离子宫口太近，极容易引发出血状况。

→ 患有严重并发症，包括妊娠高血压综合征、糖尿病、重度心脏病等。

→ 宫颈或阴道有明显炎症。

→ 由于其他各种原因而被医生明确禁止进行性生活。

→ 性生活后出现阴道出血、小腹疼痛等情况一定要立刻停止，并到医院进行检查，以防出现流产现象。

❤ 关注口腔健康

怀孕期间，由于激素水平的改变，容易滋生牙科疾病，孕前就有蛀牙、牙周炎等的孕妈妈，怀孕后症状可能会进一步加重。牙齿健康问题最好是在孕前解决，如果是在怀孕期间出现的牙病，可在怀孕中期去看牙医。另外，在孕期也要注意口腔卫生，以减少口腔疾病的发生和发展。

▶▼ 早晚刷牙，饭后漱口

养成每日早晚刷牙，饭后漱口的好习惯。刷牙时牙齿的外表面、内表面和咬合面都要刷到，牙缝中间的残余食物要清洗干净。

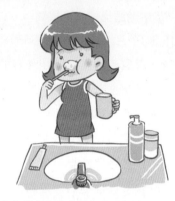

▶▼ 孕期摄取充足钙质

胎儿骨骼形成需要大量的钙，孕妈妈的牙齿最容易由于受到酸性物质的腐蚀而发生龋齿。孕妈妈在孕期应多吃一些富含钙的食物，如虾皮、牛奶、豆制品等，以补充自身及胎儿对钙的需要，还能保护自身的牙齿健康。

▶▼ 选用软毛牙刷

孕妈妈如果没有明显口腔疾病，可选用含氟牙膏。牙刷则建议选用软毛牙刷，并且每3个月更换一次。

▶▼ 经常叩齿使牙齿坚固

上下叩齿动作能增强牙齿的坚固性，并能增加口腔唾液分泌量，唾液中的溶菌酶具有杀菌、洁齿的作用。

▶▼ 多吃新鲜蔬果

新鲜蔬果中所含的维生素可以帮助牙龈恢复健康，缓解牙龈出血，清除口腔中过多的黏膜分泌物和废物。尤其是富含维生素C的蔬果，效果更显著，如西蓝花、番茄、柑橘类水果等，可帮助孕妈妈缓解牙龈红肿发炎的症状。

▶▼ 适当使用洁牙工具

牙线、漱口水是辅助洁牙的好帮手。牙线多用尼龙、涤纶或丝线制成，呈扁形，用以剔除牙刷不易刷到的牙缝中的食物残留和牙面上的软垢。为了方便，孕妈妈也可以准备漱口水清洁口腔。

孕期头发护理

怀孕后，雌激素的大量分泌会导致孕期毛发增多，很多应在孕期正常脱落的头发没有脱落，一直保存到产后，多余的毛发将自行脱落。因此，有一些新妈妈的头发会变得稀疏而没有光泽。建议孕妈妈在怀孕期间就要重视头发的保养。

1　不要随意更换洗发水。一般来说，孕妈妈的发质如果没有因为孕期雌激素的改变而发生太大的变化，建议继续沿用之前用的洗发水的品牌，不要随意更换，否则皮肤一旦出现不适应，就容易导致变态反应发生。

2　洗完头发可以在头发上擦上含有牛油果或植物精华的滋润护发产品，让孕妈妈的秀发得到更多的滋养。

3　适量为头发补充蛋白质营养。有的孕妈妈在孕期可能会出现发质变干、变脆等现象，这是头发缺乏蛋白质营养素所导致的，此时可以使用些富含蛋白质的护发素，这样可明显改善发质。

孕期乳房护理

孕期乳头会变得更敏感，清洁时，最好不要用肥皂，也不要过度用力擦洗。应用温水稍加清洁，然后用毛巾轻轻擦干。平时可以经常用温热的毛巾热敷乳房，以保障乳腺通畅，但需注意，温度不要太高，以免灼伤皮肤。乳房保养可以选用少量滋润护肤品，但千万不要选择丰乳霜或减肥霜，否则会有刺激性，影响乳房发育。

如果乳房出现胀痛等不适，可适当进行按摩。按摩时应注意力道温和，始终沿着乳房生长的方向按摩，发现硬结，可以慢慢推进，如果有明显疼痛要咨询医生。另外，配合一定的温度的热敷可以使按摩功效更好。可以先进行一侧的热敷和按摩，再进行另一侧的热敷和按摩，这一过程中要保持一定的温度。

❤ 预防妊娠纹的要领

妊娠纹是瘢痕的一种，形成的原因主要有两个：一是怀孕时肾上腺分泌的类皮质醇增加，使皮肤的表皮细胞核成纤维细胞活性降低，以致真皮中细小的纤维出现断裂；二是怀孕中后期，由于胎儿生长速度加快，或是孕妇体重短时间增加太多等，肚皮来不及撑开，造成皮肤真皮内的纤维断裂，从而产生妊娠纹。

妊娠纹主要出现在孕妈妈的腹壁上，也可能出现在大腿内外侧、臀部、胸部、后腰部及手臂、乳房等上面，初产妇最为明显。妊娠纹一旦形成，很难完全消除，这样不仅会影响孕妈妈的体态美观，也会使其心情不畅，影响身心健康。

妊娠纹重在预防。孕妈妈可以从以下几个方面着手采取预防措施。

1 保持体重合理增加。怀孕期间，每个月体重增加不宜超过2千克，整个怀孕过程应控制在11～14千克。要保证均衡、营养的膳食，避免过多摄入糖类和过剩的热量，导致体重过多增长。

2 多吃富含蛋白质、维生素和胶原蛋白的食物，以此增加细胞膜的通透性和皮肤的新陈代谢功能，减轻或避免妊娠纹的生长。除了饮食外，孕妈妈还可以做些适度的运动或轻便的家务，增加腰腹部、臀部、乳房、大腿内侧等部位的皮肤弹性。

3 适当按摩，按摩时配合防纹霜使用，不仅让按摩更容易进行，还能保持肌肤滋润，避免过度强烈的拉扯。建议孕妈妈从怀孕3个月开始到生完后的3个月内坚持腹部按摩。

4 孕妈妈在孕4月时，可以根据自身情况酌情使用托腹带来减轻腹部和腰部的重力负担，减缓皮肤向外、向下过度延展拉伸。

孕期着装有讲究

挑选孕妇服，首先应注意面料的选择，应选用天然面料，如纯棉的面料，避免选择化学纤维，以免发生皮肤问题。随着怀孕月份的增加，孕妇体形改变，行动变得笨拙，服装的选择应以舒适、宽大、洁净为原则。裤子宜选择腰部有系带的，可以自由调节松紧。

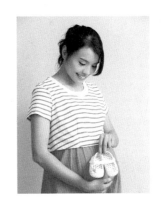

选购时，应尽量选择色调明快、有柔和甜美图案的衣服，这样穿在身上能让人感觉心情愉悦。衣服的样式还要尽量简单、易穿脱，这样可以减少不必要的麻烦。

怀孕后不宜穿高跟鞋，但也不宜穿平底鞋，最好穿后跟约有2厘米高的软底布鞋或运动鞋。这类鞋有较好的弹性，可以减轻孕妈妈的身体负担，而且也不易摔倒。

准爸爸课堂：陪老婆一起怀孕

准爸爸是孕妈妈最亲近的人，孕妈妈能否安然度过整个孕期，准爸爸有非常重要的责任。所以，从得知要当爸爸的那一天开始，就行动起来吧！

→ 改掉所有坏习惯，尤其是抽烟，一定要戒除。

→ 细心观察孕妈妈的身体和情绪变化，陪同孕妈妈进行每一次检查，并记录好结果和医嘱。

→ 减少外出应酬的次数，每天下班后与孕妈妈一起逛逛菜市场，一起下厨准备饭菜。

→ 积极分担家务，高处取物、抬举、搬动重物等活儿准爸爸就全部承担下来吧。

→ 安慰妊娠反应强烈的孕妈妈，给孕妈妈更多体贴，并想办法让孕妈妈试着多吃一些东西。

→ 陪孕妈妈买孕妇装和适合孕妇穿的鞋子，帮孕妈妈按摩以减轻酸痛。

→ 和孕妈妈一同参加产前课程，学习有关孕产知识，加深对新生活的了解。

→ 和孕妈妈一起做胎教，既能加深亲子和夫妻感情，对胎儿的健康也大有帮助。

💗 准备待产包，迎接宝宝到来

怀孕后期可以将去医院、住院以及出院时需要的用品一一备好，收在包里，做好随时入院的准备。

▶▼ **住院用品（妈妈）**

衣裤鞋袜	☐ 漱口杯	哺乳专用
☐ 棉质内裤3~4条	☐ 牙刷、牙膏	☐ 吸奶器
☐ 哺乳内衣	☐ 梳子、镜子	☐ 防溢乳垫
☐ 前开襟睡衣	☐ 润肤霜、护唇膏	餐具及其他
☐ 出院服（1套）	卫生用品	☐ 饭盒
☐ 棉质拖鞋	☐ 手帕、湿纸巾	☐ 筷子、勺子
洗漱用品	☐ 卫生纸、环保纸袋	☐ 水杯
☐ 大小毛巾3条（供洗脸、清洁乳房或热敷、洗脚用）	☐ 产妇专用护垫或卫生巾	☐ 巧克力
☐ 水盆3个（供洗脸、清洁乳房或热敷、洗脚用）	☐ 产褥垫	☐ 红糖

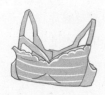 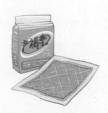 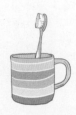

▶▼ 住院用品（宝宝）

服装用品	护肤及卫生用品	喂养用品
□ "和尚领"前开襟内衣	□ 婴儿爽身粉	□ 婴儿配方奶粉（小袋装即可）
□ 婴儿帽	□ 婴儿护臀霜	□ 奶瓶、奶瓶刷
□ 小被子	□ 婴儿湿纸巾	※ 产后尽量让宝宝多吮吸母乳，配方奶视妈妈的身体状况及奶水情况使用
□ 出院服（1套）	□ 纸尿裤或棉质尿布	

▶▼ 证件资料及其他物品

□ 孕妇保健手册（包括相关病例）	□ 医保卡或生育保险卡	□ 数码相机
□ 户口本或身份证（夫妻双方）	□ 现金	□ 录音机/摄像机
□ 准生证	□ 手机	□ 各器具配套充电器

▶▼ 可以缓解阵痛的小物品

→ 饮料、吸管：阵痛时使用，可以少量补充水分和能量。

→ 音乐播放器：听一些柔和舒缓的音乐，可以平和心境。

→ 暖宝宝：热敷腹部和腰部，可以缓解疼痛，加速阵痛。

→ 袜子：脚暖了，全身血液循环也会变化，这样有助于顺利生产。

→ 毛巾：可以用来擦汗，让妈妈生产时感觉舒适。

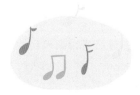 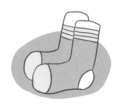 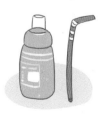

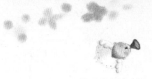

分娩前，学习助产技巧

分娩的痛苦和很多因素有直接联系，其中用力是核心的因素。若孕妈妈在分娩时能正确用力，并配合合适的呼吸方法，可以减轻疼痛感，还有助于缩短产程。

▶▼ 配合产程，用对力气

分娩时孕妈妈该如何"恰到好处"地科学用力，为分娩"加分"呢？分娩过程分为三个阶段，每个阶段用力重点各有不同。

POINT 1 第一产程：均匀呼吸，不用力

第一产程也叫开口期，从子宫有规律地收缩开始，到子宫口开全。在这个产程中，孕妈妈应注意有意识地锻炼腹式深呼吸，不需要用力。

POINT 2 第二产程：用尽全力，屏气使劲

第二产程从宫颈口开全至胎儿娩出，此阶段临产孕妈妈应双腿屈曲分开，当宫缩开始时像大便排便一样向下用力，时间越长越好，以增加腹压，促进胎儿娩出。宫缩间歇时，充分放松休息，等到下次宫缩时再用力。胎头露出后，宫缩强烈时，产妇不要再向下用力，而应张口哈气，以解除过高的腹压。宫缩间歇时，产妇稍屏气向下用力，使胎头缓缓娩出。

POINT 3 第三产程：再次用尽全力

此产程也叫胎盘娩出期，胎儿娩出后，宫缩会有短暂停歇，约10分钟后，又会出现宫缩以排出胎盘，这个过程需要5~15分钟，一般不会超过30分钟。此时，孕妈妈可按照第二产程的屏气法用力，以加快胎盘的娩出，减少出血。

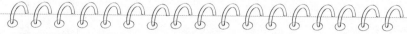

温馨提示

分娩时，孕妈妈应按医生和护士的指示，配合阵痛交互进行用力及放松。子宫收缩时用力，一次约10秒，若持续阵痛，就要继续吸气、用力。收缩停止时，则放松全身力量，稍事休息。

▶▼ 拉梅兹呼吸法来帮忙

拉梅兹分娩呼吸法，也被称为心理预防式的分娩准备法，通过对神经肌肉控制、分娩时呼吸技巧训练的学习，可以让产妇在分娩时将注意力集中在对自己的呼吸控制上，从而转移疼痛，稳定情绪，以达到加快产程并让婴儿顺利出生的目的。

POINT 1 宫口开至 3 指左右，采用胸部呼吸法

孕妈妈感觉到子宫每5~6分钟收缩一次时，由鼻子深深吸一口气，随着子宫收缩就开始吸气、吐气，反复进行，直到阵痛停止才恢复正常呼吸。

POINT 2 宫口开至 3 ~ 7 指，用嘻嘻轻浅呼吸法

孕妈妈全身放松，尽量让自己的眼睛注视着同一点，用嘴吸入一小口空气，保持轻浅呼吸，让吸入及吐出的气量相等，呼吸完全用嘴呼吸，保持呼吸高位在喉咙，就像发出"嘻嘻"的声音。当子宫收缩强烈时，需加快呼吸，反之减慢。

POINT 3 宫口开至 7 ~ 10 指，用喘息呼吸法

孕妈妈感觉到子宫每60~90秒钟就会收缩一次时，先长长地呼出一口气，再深吸一口气，接着快速做4~6次的短呼气，感觉就像在吹气球一样，比嘻嘻轻浅式呼吸更浅，可以根据子宫收缩的程度调节速度。

POINT 4 宫口全开时，用力推

当助产士看到宝宝头部时，孕妈妈下巴前缩，略抬头，用力使肺部空气压向下腹部，完全放松骨盆肌肉，立即把肺部空气呼出，同时马上吸满一口气，继续憋气和用力，直到宝宝娩出。当胎头娩出产道，可使用短促的呼吸来减缓疼痛。

POINT 5 宝宝头部娩出后，开始哈气

阵痛开始，孕妈妈先深吸一口气，接着短而有力地进行哈气，如浅吐1、2、3、4，接着大大地吐出所有的"气"，就像在吹一样很费劲的东西。但是此时孕妈妈不要用力，应该等待宝宝自己挤出来。

孕期情绪管理与调节

自怀孕以后，孕妈妈可能会感觉到自己的情绪有很大的变化，有时候甚至不能自我控制。这与于体内激素水平的波动有关。另外，身体上的不适、身份的转变、周围人的态度以及环境的变化等，也会使孕妈妈的情绪起伏较大。孕妈妈一定要做好自身的情绪管理，以免影响到胎儿。

▶▼ 不良情绪不利于母体和胎儿健康

孕妈妈出现心理压力、焦虑、情绪不稳定时，会引起身体内分泌的变化，交感、副交感神经兴奋，使孕妈妈出现心动过速、血压上升、代谢增加、胃肠痉挛等，增加妊娠剧吐、妊娠高血压综合征、流产、早产、难产等的发生概率。

当孕妈妈长期处于负面情绪时，不仅影响自己的身心健康，还容易影响胎儿的生长发育。孕妈妈的情绪会通过神经系统的调节而影响内分泌系统，产生相关激素，使血压升高，这些变化会通过胎盘的血液循环直接或间接地影响胎儿。

研究表明，在胎儿器官发育的关键时期，孕妈妈的情绪过度紧张或暴怒，可能会影响到胎儿心脏、嘴唇、腭部的发育，造成宝宝出生时存在一些缺陷，例如唇腭裂、心脏缺陷等。孕妈妈的不良情绪会引起胎儿情感、性格、心理上的变化。孕妈妈生气、焦虑、紧张不安或忧郁悲伤时，同样会使胎儿情绪表现出不安和躁动；孕妈妈情感冷漠易使宝宝出生后性格孤僻、自卑、多疑、怯懦、内向等。

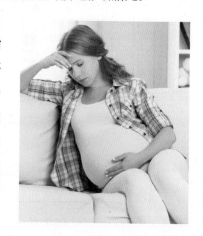

▶▼ 孕期可能出现的情绪问题

虽然说整个怀孕期间孕妈妈的情绪波动会比较大，但在不同的时期也会有些许不同。一般在孕早期，得知怀孕的消息加上早孕反应，孕妈妈非常容易出现兴奋、激动和担忧的情绪。在孕中期，由于胎儿母体的情况都较为稳定，孕妈妈更多的是幸福的感觉，总体来说情绪较为稳定。而进入孕晚期后，由于临近分娩，加上身体上的不适加重，孕妈妈容易出现焦虑、紧张、烦躁和担忧等情绪。

▶▼ **孕期情绪调节要点**

孕期出现情绪起伏不定是很正常的，无论出现哪种情绪，孕妈妈都要学会正视它，试着接纳它，而不要产生抵触和排斥心理，还可以通过摄取适量食物转移注意力，尽量减少对胎儿造成的不良影响。

1. 孕妈妈要正确认识身体的变化，正视角色的改变，当遇到问题时，可多与人倾诉，不要一个人闷在心里。

2. 写孕期日记，记录日常点滴或是想对宝宝说的话，有助于宣泄和转移不良情绪。注意尽量记录积极的信息。

3. 约上同是孕妈的"盟友"一起交流孕期心得。

4. 掌握一些让自己感到快乐的方法，比如看喜剧片、听音乐、阅读轻松的书籍等，都能帮助调适心态。

5. 吃点有助于缓解情绪的食物，如深海鱼、香蕉、南瓜、葡萄柚等，其中含有的某些营养元素能够起到减压、舒缓情绪的效果。

6. 用瑜伽呼吸法平复心境。呼吸法练习可减轻孕妈妈孕期的情绪波动，使其尽量放松，平复心境。

7. 孕妈妈可以多看一些孕产方面的书籍和资料，多关注些孕育方面的媒体或平台，多渠道获取孕育方面的知识，做到知情心更安。

8. 在面对问题时，尽量别钻牛角尖，不要把问题扩大化，对自己和身边人的要求勿过于苛刻，保持心境平和。

除此之外，家人尤其是准爸爸的理解和关爱也不可缺少。家人应充分理解孕妈妈的情绪变化，尽量配合孕妈妈的各种合理要求。孕妈妈感觉到自己是被爱的、被关心的，情绪上会更加稳定。

三、科学应对，
防治孕期不适与疾病

不管是身体的变化、体内激素的改变，还是平时压力的累积，都或多或少会带来一些不适或疾病。了解这些不适与疾病的相关知识及应对措施，克服它们吧！

可能出现的烦恼与不适

在孕期不同阶段可能出现的烦恼与不适症状会有所差异。以下列举一些孕期常见的烦恼与不适，并提出具体的改善措施，孕妈妈可对照自身的情况参考学习。

▶▼ 孕吐

孕吐是大部分孕妈妈都会经历的正常生理现象，通常在怀孕6周左右开始，在孕14周左右消失。正常情况下，轻度到中度的恶心和呕吐，不会影响胎儿的健康，不需要特殊治疗，只要保持平常心，保证充足睡眠，注重合理饮食即可。如果孕妈妈反应较严重，呈持续性呕吐，甚至不能进食、喝水，则必须到医院诊治，及时处理。

一般来说，孕吐可以通过以下方法来解决。

→ 少食多餐，每餐少吃一点，一天的饮食量分作五六餐甚至更多餐吃下，能有效减轻肠胃的负担，减少孕吐发生的频率。

→ 反胃的时候可以吃点干的食物，如饼干、烧饼、面包片等，刺激性小、不油腻，能缓解恶心、呕吐的症状。

→ 水果入菜，增进食欲。水果受热以后，质地较软，对肠管刺激较小，加上酸酸甜甜的口感，能使人胃口大开。

→ 即使会吐也要多吃点，千万不能"因吐废食"，这样才能保证自身健康和胎儿的健康成长。

▶▼ 乳房胀痛

在怀孕4～6周时，孕妈妈的乳房可能开始有胀痛感，还会变大。最早的轻微疼痛感和肿胀感类似于月经周期后半段乳房的感觉，只是更强烈一些，偶尔还可能感觉到断断续续的抽动。这些是正常的生理变化，孕妈妈可以通过正确的日常护理加以改善，具体包括饮食调理、按摩护理，以及做好乳房清洁等工作。

→ 适量补充维生素E。维生素E能调节雌激素的分泌，还能抗氧化，从而促进胸部发育、缓解胀痛。成人每天可摄取10～14毫克维生素E，孕妈妈可以在此基础上适当增加5～10毫克。

→ 热敷是另一种缓解乳房胀痛的好方法，而且没有不良反应。孕妈妈用干净的毛巾蘸些温开水，由乳头中心往乳晕方向呈环形慢慢擦拭，两侧轮流热敷，每侧15分钟。热敷时最好能配合轻柔的按摩，效果更佳。

→ 重视乳房的清洁工作，每天用温热的清水清洗乳房，不宜使用香皂、沐浴液等，以免对乳房产生刺激。

▶▼ 嗜睡、疲劳乏力

孕早期的孕妈妈经常会觉得疲劳乏力，总是想睡觉，提不起精神来，这是正常的生理现象，主要是受体内激素分泌变化的影响而形成的。孕妈妈不必太在意，可以通过饮食和日常作息等进行调整。

→ 调整作息，每天早睡早起，保证一天的睡眠时间不少于8小时。

→ 职场孕妈妈中午最好能抽出一个小时来小睡，以补充上午工作耗费的精力，也为下午的工作准备好满满的精神。

→ 适当补充B族维生素，B族维生素中有不少都能起到提神醒脑的作用，如维生素B_1、维生素B_6、维生素B_{12}等。

→ 适当多吃一些小米、玉米、马铃薯、甘薯等富含糖类的食物。糖类摄入不足时，会导致血糖降低，孕妈妈容易出现全身乏力的症状，从而加重原本就容易出现的疲乏困倦。

→ 在身体允许的情况下适当活动，可以振奋精神，加快新陈代谢，避免疲劳倦怠。

▶▶ 尿频

　　尿频是怀孕初期较为常见的现象，甚至在整个孕期都可能会出现。在孕早期，子宫体增大但又未升入腹腔，在盆腔中占据了大部分空间，将膀胱向上推移，刺激膀胱，引起尿频。进入孕中期，随着子宫位置的上升，尿频症状会得到一定程度的缓解。到了孕晚期，胎儿的快速发育导致子宫增大，压迫到邻近的膀胱，造成膀胱贮尿量的下降，也会造成尿频。

　　可以说，怀孕初期可能有一半的孕妈妈有尿频现象，但是到了后期，有将近80%的孕妈妈会为尿频所困扰。出现尿频的孕妈妈，可以通过调整自身的生活习惯来改善。

1. 出门前、参加会议前，应及时排尽小便，以免在出门办事的过程中或者会议中需要如厕而带来麻烦和尴尬。	**2.** 合理饮水。保证足量的饮水、少量多次饮水、喝新鲜的温开水。另外，为了避免晚上排便，睡前1～2小时内应停止饮水。
3. 休息时要注意采取侧卧位，避免仰卧位。侧卧可减轻子宫对输尿管的压迫，防止肾盂、输尿管积存尿液而感染，还能有效减轻尿频症状。	**4.** 少吃西瓜、薏米、冬瓜、茯苓、苹果醋、玉米须、莴笋等利尿食物，特别是晚上最好不要吃。

▶▶ 阴道分泌物增多

　　孕期阴道分泌物增多是很正常的现象。孕妈妈所注意到的阴道分泌物可能是白带，这是一种无味或有轻微味道的乳白色物质。虽然不会有太大影响，但难免会让孕妈妈有些尴尬和不适，此时一定要做好护理工作，才能有效减少孕期并发症，预防感染等。

1 养成多饮水的习惯，饮水多、排尿多，尿液可以不断冲刷泌尿道，使细菌不易生长繁殖，切忌憋尿。

2 注意外阴清洁，每次大小便后由前往后擦拭。

3 坚持每天清洗一次外阴，如果条件允许，应用流动水从前向后洗，再用煮沸过的干净毛巾从前向后擦干。

4 勤换内裤。内裤要选择棉质的，透气性、吸汗性要好，内裤清洗时应注意与其他衣物分开。

5 最好别用护垫，以免成为病毒、细菌等的温床，导致一系列的妇科疾病发生。如果因为分泌物太多，不得已用护垫，也要记得经常更换。

6 如果在怀孕还不到37周的时候，发现阴道分泌物增加或变得稀薄，像黏液一样，或者阴道分泌物有血色，即使它只是淡粉色或暗褐色，也需立即就医，这可能是早产的征兆。

▶▼ 腿脚抽筋

半数以上的孕妈妈，在孕中后期会出现腿部抽筋，尤其是在夜间。这些突然发生的、烦人的肌肉痉挛，可能是由于钙、镁缺乏或者是轻微的循环障碍引起的。夜间腿部抽筋会影响孕妈妈的睡眠质量，还需积极应对。

→ 多吃鱼、豆腐、芝麻、骨头汤等含钙丰富的食物；每天喝一杯牛奶。

→ 天气晴好时多出门晒太阳，这样可以补充维生素D，维生素D可以促进钙的吸收。

→ 在身体允许的情况下，适度锻炼；多注意休息，避免长时间站立或走路；腿和脚部的保暖要做好，平时穿着舒适的棉袜，尤其在寒冷的冬季，下身要多穿一些。

→ 睡觉前可以用温水泡脚，最好能泡到小腿肚以上，以促进血液循环，镇静安神。平时腿和脚寒凉的孕妈妈，还可以把生姜切片加水煮开后用来泡脚。

→ 睡觉前用湿热的毛巾热敷小腿，也可以使全身血管扩张，减少抽筋。泡完脚后，还可以让准爸爸帮忙做腿脚按摩。

→ 左侧卧睡眠。睡觉时采取左侧卧的姿势，并在膝关节处和下背部各垫上一个枕头，这样做可以减轻腿部和背部压力，预防抽筋。

▶▼ 腹痛

　　孕期腹痛是孕妈妈经常会遇到的症状，在整个孕期都可能出现，有些是生理性的，不需要治疗，有些则是病理性的，需要引起注意并及时处理。

孕早期腹痛

　　孕早期由于激素水平的变化，胃酸分泌增多，孕妈妈可能会出现胃痛的情况，并伴有呕吐等早孕反应，一般过了孕早期就会消失。如果小腹出现阵发性疼痛，或有规律的腹痛、腰痛、盆腔疼痛，同时伴有阴道点状出血、腹部下坠感，应警惕先兆流产。如果出现单侧下腹部剧痛，伴有出血或昏厥，可能是宫外孕。出现这两种情况都应及时去医院就医。

孕中期腹痛

　　进入孕中期，子宫增大会牵拉到周围的韧带和肌肉组织，引起下腹部一侧或双侧出现牵涉痛、钝痛或隐痛。在走较远的路或变换体位时，疼痛会更明显，多休息就可以缓解。如果腹痛时伴有胸闷、胸痛、泛酸、打嗝等，应警惕食管裂孔疝。此时，应注意少吃多餐，少吃刺激性食物，饭后不要立即卧床等。如果感觉到下腹有规律地收缩，同时伴有绷紧感，应警惕早产。

孕晚期腹痛

　　进入怀孕后期，由于增大的子宫会不断刺激肋骨下缘，可引起孕妈妈肋骨钝痛；孕妈妈在远距离行走或体位改变时，会自觉上腹痛，或下腹耻骨膀胱受到压迫而觉得疼痛；频繁出现的宫缩也会引起下腹轻微胀痛……这些都是正常的，如果只是轻微症状，通过适当的休息和调养就可以缓解，但如果腹痛持续时间较长，或腹痛较为剧烈，并伴有出血、腹部变硬、胎动消失等情况，就有可能是异常情况，应该谨慎对待并及时就医。如果孕妈妈忽然感到下腹部持续剧痛，可能是早产或子宫先兆破裂，应迅速就医。

▶▼ 水肿

孕期身体出现不同程度的水肿，这是大多数孕妈妈都会经历的不适症状之一，无论是在脸部还是身上，或者四肢，都会或多或少影响孕妈妈的生活和身体健康。

1. 患有水肿的孕妈妈应清淡饮食，少吃盐，因为食盐过多会加重水钠潴留，更容易出现水肿或加重水肿的症状。

2. 适量饮水，排出体内多余的盐分，但不可过量。

3. 适当补充蛋白质，以提高血浆中清蛋白含量，增加胶体渗透压，将组织里的水分带回到血液中，改善水肿现象。孕妈妈可适当增加饮食中乳类、蛋类、鱼类等的摄入。

4. 多吃新鲜蔬菜和水果补充维生素，可以提高身体免疫力，促进新陈代谢，有利于解毒利尿，缓解水肿。

5. 不要长时间站立或久坐，应适当增加卧床休息的时间，以改善下肢血液回流。

▶▼ 皮肤问题

怀孕后的皮肤状况会受激素变化、睡眠不足、饮食不当等的影响，继而出现皮肤干燥、瘙痒、色素沉着等问题。可以从饮食和日常习惯入手来改善这些肌肤问题。

1. 注意饮食营养均衡，适当多吃新鲜蔬菜和水果，增加镁、钙等矿物质的摄取，同时避免吃辛辣食品。

2. 多喝水，为皮肤补水，可每天饮用6~8杯水，分时段补水，同时适量饮用果汁，对肌肤补水很有帮助。

3. 外出一定要做好防晒措施，如出门打太阳伞、涂抹防晒霜等，尽量减少紫外线的照射。

4. 注意皮肤清洁。洁面时可以选择性质温和的孕妇专用产品，沐浴用品也应选择无刺激、无浓烈香味的品种。

5 尽量穿着宽松、透气的棉质衣料，避免穿用合成纤维的衣料，减少对皮肤的摩擦和刺激。

6 当孕妈妈出现湿疹、妊娠痒疹、妊娠疱疹等皮肤病时，一定要及时就诊，不可自行用药。

▶▼ **心悸、呼吸不顺畅**

怀孕28周以后，随着孕妇子宫体积的不断增大，腹压升高，孕妈妈经常会出现胸闷气短、呼吸困难的现象，觉得上不来气，甚至还需要在肩膀的协助下才能完成呼吸，其实，这是一种正常的生理现象。

如果出现这种情况，孕妈妈不必过于担心，也无须吃药治疗，等胎儿分娩后即会自行消失，孕妈妈只需要做到加强饮食营养，少量多餐，定期产检以及注意休息即可，同时要注意避免在孕晚期体重增长过快、过多，以免加重呼吸不适的症状。

→ 当产生呼吸困难时可以尝试着做深呼吸，有意识地放慢呼吸速度。

→ 平时不可穿太紧的衣服，尤其是穿用过紧的内衣，以免影响呼吸。

→ 不管是散步还是做家务，都不应产生劳累感，出现问题时，应尽量减少活动，多休息。

→ 当天气晴朗时，可到空气较好的环境中走走，呼吸新鲜空气，改善呼吸困难的现象。

→ 常做扩胸运动，可帮助展开胸腔，释放压力，有效缓解胸闷和抑郁等。

▶▼ **失眠**

随着妊娠时间的增加，孕妈妈的睡眠或多或少会受到影响。当孕妈妈的睡眠变得糟糕的时候，可以通过饮食调养、适当锻炼、改变睡姿等改善睡眠质量。

1 吃一些有助眠功效的食物，如小米、牛奶等，其富含的色氨酸可使人产生一定的困倦感。

2 睡前少喝水，饮水可以集中在白天，并注意少量多次饮水。如果睡前口渴，可以喝小半杯水，能缓解口渴症状即可。

3

白天应坚持1小时左右的午睡，至少也应卧位休息半小时。

4

准备孕妇专用枕头，帮助孕妈妈保护腰部、腹部、腿部等，减少孕期不适。

5

卧室温度、湿度要适中，床头灯的光线要柔和，卧室不要靠近马路或广场，窗口也应远离街道和闹市，尽量保证安静。

6

采用左侧卧睡姿，有助于促进全身血液流通，改善失眠症状，也有助于胎儿的健康发育。

▶▼ 便秘

怀孕后，孕妈妈很容易出现便秘症状，尤其在孕晚期，便秘症状还会加重，如果得不到缓解，还容易导致孕妈妈患上痔疮，因此，孕期便秘调养非常重要。

1. 适当吃点粗粮。粗粮中富含膳食纤维，能够促进肠管蠕动，从而缓解孕期便秘，还能减少人体对毒素的吸收。	**2** 新鲜蔬菜和水果中含有丰富的水分和膳食纤维，可使大便更加松软、更容易排出，孕妈妈可多吃。
3. 养成按时如厕的习惯，即便没有便意，也应该坚持一段时间，久而久之，就会养成定时排便的习惯。	**4.** 患有便秘的孕妈妈可在每天早晨起床后空腹喝一杯温开水，让处于睡眠状态的肠胃蠕动起来，促进排便。
5. 保证充分的休息和睡眠，放松心态，尤其是在排便的过程中不可心急。	**6.** 坚持做一些力所能及的活动，有助于促进新陈代谢，缓解便秘。

可能出现的妊娠风险

除了一些常见的烦恼不适之外，怀孕期间还可能出现流产、宫外孕、早产、妊娠高血压、妊娠糖尿病、前置胎盘等妊娠风险，令孕妈妈感觉不安。正确认识并了解其相关知识，做好身体管理，有助于降低妊娠风险。

▼▼ 流产

孕28周前，胚胎停止发育或自动从子宫内排出，称为自然流产。流产发生于孕12周前者，称为早期流产；发生于12周后者，称为晚期流产。自然流产如果发生2次，称为复发性流产，如果发生3次或3次以上，为习惯性流产。

流产的主要症状是腹痛和阴道流血，这是由于胎盘剥离和子宫收缩造成的。引起流产的原因很多，如受精卵质量不良、母体黄体功能不足、生殖器官畸形、母体免疫因素等；或是胚胎自身的问题，如宫外孕、葡萄胎等；或是因为外力刺激引起的出血。如果孕妈妈发现自己有不明原因的阴道出血、下腹疼痛或有下坠感等，就要引起注意，及早去医院检查，并视具体情况在医生的指导下采取保胎措施。

1. 适当卧床休息，严禁性生活。	2. 少做下蹲动作，避免颠簸和剧烈运动。
3. 避免重复的阴道检查。	4. 听听音乐，读读书，保持心情舒畅、情绪放松，有利于安胎。
5. 经过医生检查诊断，遵医嘱服用保胎药保胎。	7. 为防流产，孕妈妈的营养一定要均衡，做到不挑食、不偏食，讲究荤素搭配、粗细结合、饥饱适度，避免食用和饮用刺激性食物，如咖啡、酒等。
6 保胎2周后，如果B超发现胚胎发育不良，血中的人绒毛膜促性腺激素（HCG）数值持续不升或下降，表明流产难免，此时应终止妊娠。	

流产当然是一件十分遗憾的事，但从遗传学的观点看，流产也并非坏事，它符合生命的自然规律。因为在流产的胚胎中，染色体异常的概率相当高。所以在保胎之前，一定要先确定胚胎的发育情况。保胎必须是在胚胎存活的情况下进行，如果是中重度胚胎发育不良，保胎并不能改变最终流产的结局。

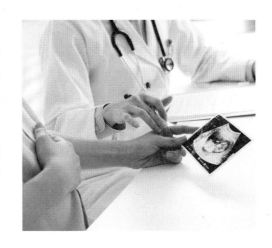

▶▼ 宫外孕（异位妊娠）

受精卵在子宫体腔意外着床成为异位妊娠，也就是我们常说的"宫外孕"。宫外孕是妇产科常见的急腹症，发病率约1%，是孕产妇的主要死亡原因之一。宫外孕可发生在卵巢、腹腔、宫颈、输卵管等部位，其中以输卵管妊娠最为常见。腹痛与阴道不规则出血是宫外孕的主要症状。

宫外孕一般在怀孕第4～14周被发现。导致宫外孕的原因多为输卵管堵塞或狭窄，使得受精卵无法正常落入子宫，只好附着在其他部位。不论胎儿附着在哪里，妊娠都必须终止——将胚胎组织从体内清理干净。

在极少数情况下，宫外孕的部位不会发生破裂，妊娠组织可发生自然流产或被人体自然吸收，无须手术或药物治疗。

对于早期宫外孕且宫外孕部位未发生破裂或流产的患者，也可以在医生的建议下采取药物疗法。若用药后14天血β-HCG下降并连续3次阴性，腹痛缓解或消失，阴道流血减少或停止者为显效。若病情无改善，甚至发生急性腹痛或输卵管破裂症状，则应立即进行手术治疗。

实行宫外孕手术时一定要注意选择在正规的医院进行，以免发生危险。宫外孕手术后，至少要避孕半年，身体恢复较慢者则需要1年的时间，待身体康复后再考虑怀孕。准备怀孕前需要做输卵管造影等相关检查，确定是否具备正常妊娠的条件。否则，在输卵管炎症未完全消除或输卵管不通畅的情况下怀孕，有再次发生宫外孕的可能。

▼▼　葡萄胎

葡萄胎是妊娠时由于受精卵出现异常而导致的一种疾病。怀孕以后，由于胚胎绒毛膜滋养层细胞异常增生、绒毛间质水肿，胎盘内长出无数个大小不一、类似葡萄的小水泡，因此称为葡萄胎。葡萄胎组织细胞具有较强的侵蚀机体的能力，若不予处理，甚至可能变性而形成肿瘤（即绒毛膜上皮癌），给女性身心带来巨大的伤害，严重者甚至导致死亡。

饮食营养不均衡，体内缺乏维生素A及动物脂肪等营养物质；35岁以后怀孕生产；曾有过葡萄胎孕产史；等等，都可以使葡萄胎的发生率增加。对于此类情况的孕妇，在怀孕初期，应时刻警惕葡萄胎的发生。

怀上葡萄胎的女性在妊娠初期和大多数正常妊娠的女性一样，可以表现出明显的妊娠反应，如厌食、恶心、呕吐、嗜睡、疲倦等。但是随着妊娠月份的增加，它便开始显露出"特殊性"。比如出现腹部异常疼痛、阴道持续或间歇性出血等症状；早孕反应通常也比正常妊娠的女性表现得更为强烈，甚至持续时间更长。一些患有葡萄胎妊娠的女性，还会在较早的时间就出现一些本不该在这个妊娠阶段出现的并发症，如妊娠高血压综合征（正常情况下会在妊娠7个月左右出现）。出现这些症状，就要怀疑是否患有葡萄胎妊娠。

一旦确诊出有葡萄胎妊娠，须住院治疗，并及时进行清宫手术。葡萄胎清除后，应每周返回医院测量一次HCG，直到测量的数值降到正常水平。此后仍需遵医嘱进行随访监测，最少坚持1年。在此期间，病人必须严格避孕，以免再次妊娠后造成诊断上的困难，甚至会因葡萄胎清除后短期内妊娠激发恶变。1年后，怀过葡萄胎的妇女也可以像正常女性一样孕育健康的婴儿，但在怀孕前，最好做一个孕前的检查，如染色体检查等。

▼▼　妊娠剧吐

有些孕妈妈早孕反应非常严重，从孕2月开始，恶心、呕吐等症状成为生活中的常态。一般轻度到中度的恶心及偶尔呕吐，不会影响到胎儿的成长。但如果症状严重，持续出现恶心呕吐、不能进食、明显消瘦、自觉全身乏力等症状，就必须就医。因为频繁呕吐会影响孕期的营养吸收，引起血压下降、尿量减少、脱水、电解质紊乱等不良反应，严重时会损害肾脏功能，影响胎儿的营养吸收和生长发育。

▶▽ 妊娠高血压

　　妊娠高血压综合征简称"妊高征"，是妊娠期女性非常容易患的疾病。其主要病理改变是全身小血管痉挛，常引起母体多器官灌注不足，导致器官缺血，胎盘灌注不足，进而导致胎儿生长受限，甚至出现胎儿窘迫、死胎，也是导致孕产妇死亡的重要原因之一。为了更好地预防妊高征，孕期应加强健康教育，坚持良好的饮食和生活习惯，做好产前检查，发现异常及时处理。

1　　重视产前检查，并坚持定期检查和自我检测，以便发现异常及时得到指导和治疗。妊娠早期应测1次血压，作为孕期的基础血压，以后定期检查，尤其是在妊娠36周以后，应每周观察血压及体重的变化、有无蛋白尿及头晕等症状。

2　　蛋白质不足时会弱化血管，加重病情，因此孕妈妈应注意多摄取富含蛋白质的食物。

3　　控制动物脂肪的摄入，避免体重增长过快，诱发或加重"妊高征"。

4　　盐分摄入过多会导致血压升高，影响心脏功能，引发蛋白尿和水肿。因此，孕妈妈要严格控制食盐的摄入，每天限制在3～5克。

5　　放松精神，保持精神愉快，避免过度劳累，保证充足的休息时间，可以降低"妊高征"的发病率。

6　　若出现"妊高征"，应严格执行医生的治疗建议，必要时终止妊娠。

▼▼ 妊娠糖尿病

妊娠糖尿病是指怀孕前未患糖尿病，而在怀孕时才出现的疾病。一般来说，过于肥胖的孕妈妈、有家族糖尿病史的孕妈妈以及高龄孕妈妈都容易患妊娠糖尿病。

孕妈妈患有妊娠糖尿病，可使生育率降低、流产率升高、妊娠高血压综合征发生率升高、产科感染率增加。对胎儿来说，畸形、巨大儿、宫内发育迟缓、红细胞增多症、新生儿高胆红素血症、低血糖等的发生率都会增高。因此，对于孕妈妈来说，防治妊娠糖尿病非常关键。

一般来说，糖尿病可以从以下几个方面进行预防。

1. 在孕前体检中应查一次空腹血糖，这样能及早发现糖尿病，并在前期积极进行干预，避免患上糖尿病。在孕24～28周，也应按照常规体检进行妊娠糖尿病筛查。糖尿病高危人群尤其要重视产前血糖检查和糖尿病筛查。

2. 控制饮食，在可摄取的食物分量范围内，多吃富含维生素、蛋白质、膳食纤维的食物，少吃高脂肪、高糖食物。孕初期无须特别增加热量，孕中后期可在孕前所需热量的基础上再增加1256千焦/天。

3. 孕期应控制好体重，避免体重增长过快，但也不能随意减重。

4. 不论血糖是否过高，怀孕之后都应该在医生的指导下坚持力所能及的锻炼，锻炼过程中最好有人陪同。

一般来说，空腹血糖为5.1毫摩尔/升，服糖1小时后血糖为10.0毫摩尔/升，服糖2小时后血糖为8.5毫摩尔/升，以上任何一点血糖值达到或超过上述标准即可诊断为妊娠期糖尿病，需要临床干预或治疗。

可先在医生的指导下调整饮食，适量运动。一周后再测血糖，如果还是没有控制住，需注射胰岛素来控制。妊娠期糖尿病的治疗一定要遵医嘱，全程监测，且不能自行口服降糖药物，以免增加宝宝畸形的风险。

▶▼ 早产

　　在妊娠期满28周，又未满37周就出现妊娠中断的现象可视为早产。早产的宝宝身体的很多方面都尚未发育完全，生存能力和抵御疾病的能力较差，死亡发生率较高。所以，预防早产就显得尤为重要。

1

　　只要确定已经怀孕，就要定期到医院接受产检，及时诊断出可能的早产迹象并预防可能引起早产的高危因素，如多胎妊娠、子宫肌瘤、子宫畸形、妊娠高血压综合征、心脏病等，并积极治疗。

2

　　孕晚期时，胎儿生长迅速，子宫明显增大，对任何外来刺激都非常敏感，要避免给予机械性的强刺激，夫妻间应尽可能停止性生活，以免发生意外。

3

　　注意个人卫生，勤换衣服，当生殖道受到感染时，应及时就医，以免导致早产。

4

　　增加休息时间，降低劳动强度，尽量不要出远门，也不要去人多拥挤的地方，不做剧烈运动，保证睡眠，保持心境平和。

5

　　如果孕妈妈经常感到子宫出现不同于正常分娩时的收缩，就必须充分休息，并且在医生指导下，积极避免可能引起子宫收缩的因素。

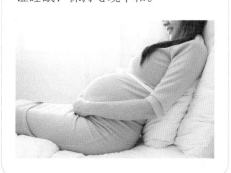

　　如果还未到38周，就出现规律性的宫缩，或者有阴道出血的状况，应怀疑有早产的可能，一定要立即去医院检查。如果可以，最好住进医院，采取保胎措施，让胎儿尽量多长大些、发育成熟些，以保证胎儿健康发育。

▶▼　前置胎盘

正常情况下，胎盘一般附着在子宫前壁、后壁或侧壁。若胎盘在子宫内的位置过低，附着在子宫内口，将子宫颈口遮住，称为前置胎盘。前置胎盘是妊娠晚期出血的重要原因之一，为妊娠晚期严重并发症，多见于经产妇，尤其是生育过多、过频或子宫内膜已受损的孕产妇。

前置胎盘的早期症状不明显，许多前置胎盘的情况都是在产检中发现的，因此，孕妈妈应按时产检。如果在B超检查时，查出胎盘处于低置状态，那么，不要过于慌张，因为随着孕期的推进，胎盘有可能会逐渐"漂移"到远离宫颈口的位置。其间，孕妈妈应注意孕期保健。

1　减少活动，多休息，卧床休息以左侧卧位为宜。

2　不要搬拿重物，避免进行增加腹压的活动，如用力排便、频繁咳嗽、下蹲等，变换体位时动作要轻缓。

3　如果有出血、腹痛症状，不可大意，应立即就诊。

4　保持外阴清洁，会阴部垫卫生清洁垫，勤换内裤，预防感染。

5　进行胎儿自我监护，每日留意胎动是否正常，如果发现胎动明显减少时，须尽快去医院接受检查，采取治疗措施，不可耽误。

6　饮食应营养均衡、全面，多食含铁较高的食物，如大枣、瘦肉、动物肝脏等，以预防贫血。

▶▼　胎位不正

胎儿正常娩出时应该是头部先产出，若是身体其他部位先产出，即称为胎位不正。常见的有胎儿臀位、横位、颜面位、枕后位等，如不及时纠正，可能会造成孕妈妈难产和胎死宫内。对于胎位不正，最合适的纠正时间为孕30~32周。

1　孕妈妈应定期到医院做产检，及时诊断。如有胎位不正情况的出现，应在医生的指导下纠正胎位。

2 　膝胸卧位纠正操。孕妈妈取俯卧姿势，保持头低臀高的姿势，将头转向一边，双手屈起平贴在胸部两旁的地面，胸部紧贴地面，大腿与地面垂直，双膝分开与肩同宽，注意臀部要抬高。每天早晚各做1次，每次10～15分钟。

3 　艾灸至阴穴，可治疗胎位不正。每日1次，每次15～20分钟，5次为一疗程。适用于产科检查诊断为臀位、横位、斜位的孕妈妈。艾灸纠正胎位必须由专业人士进行。

▶▼ 　胎膜早破

　　胎膜是胎儿的保护膜，在临产前胎膜破裂，称为胎膜早破。胎膜早破可引起早产、脐带脱垂及母婴感染等风险。

1. 　一旦发生胎膜早破，立即让孕妈妈躺下，把臀部抬高，并观察羊水的颜色是否清亮，同时注意宫缩和胎动。

2. 　只要发生破水，无论是否到预产期，有没有子宫收缩，都必须立即赶往医院，途中采取垫高臀部的躺卧姿势。

3. 　目前足月前胎膜早破的处理原则是：若胎肺不成熟，无明显临床感染征象和胎儿窘迫，则期待治疗；若胎肺成熟或有明显临床感染征象，应终止妊娠；胎儿窘迫者，应针对宫内缺氧的原因进行治疗。

4. 　足月胎膜早破入院后应先观察12～24小时，若产程进展顺利，可等待自然分娩，否则，行剖宫产术。若未临产，但发现有明显羊膜腔感染体征，应立即使用抗生素，并终止妊娠。

各种慢性疾病

很多孕妈妈因为孕前就患有一些慢性病，或怀孕期间检查出患有某些疾病，或是因孕育而诱发一些疾病，因而不得不面临疾病与怀孕共存的问题。这种情况下，孕妈妈应了解一些常见慢性病的应对措施，以安全、平稳地度过整个妊娠期。

▶▼ 哮喘

怀孕期间，由于内分泌与体内环境的变化都很大，孕前就患有哮喘的人，症状可能变重也可能变轻，但通常怀孕会让病情更加恶化。

虽然孕妈妈都会担心药物的不良反应会给胎儿的发育带来不利影响，但是哮喘发作时，氧气供给不足的危害也很大。因此，孕前也应告知医生自己的病情，并做好孕期监测和保健措施，医生开具的药物应按时服用。

▶▼ 肾脏疾病

妊娠后，母体的肾脏负担会随之增加，若患有相关疾病，会导致病情恶化，且容易并发妊娠高血压，危及母婴健康。严重的慢性肾脏疾病患者，孕期发生流产、早产与导致胎儿发育迟缓的概率很高，可能会面临被迫终止妊娠的结局。

一般建议在孕前把疾病治好或把病情控制住后，经医生允许再考虑怀孕，孕期也应做好饮食与生活管理，避免病情加重。

▶▼ 心血管疾病

怀孕期间，孕妈妈体内的血液循环量增加，心脏的负荷也会增加。即使是身体健康的孕妈妈，在孕期的某些阶段也容易出现心悸或呼吸不顺畅的问题。有慢性心脏疾病的人群，就要更加注意。

除了定期看产科与心脏科的医生之外，也要做好孕期体重管理与饮食的控制，尤其需要严格控制饮食中盐分的摄入量，高脂饮食、高糖饮食也应避免，以免体重增加过快，给心脏造成不必要的负担。根据病情的不同，怀孕末期心脏负担较大的时候，孕妈妈可能需要住院治疗。怀孕前一直持续服用的药物，不管是要继续服用或是更换药物，都必须跟医生商讨后再做决定。

一般来说，患有心血管疾病的孕妈妈，还是以自然生产的方式完成分娩为佳。但为了减轻阵痛与用力时对心脏的负担，可能会利用真空吸引或借助产钳的帮助。必要时，医生可能会建议进行剖宫产。

变应性疾病

怀孕前有变应性疾病的孕妈妈，在怀孕后症状可能会恶化，也可能会因为怀孕而发病。孕妈妈在孕期必须做好皮肤保湿，并保持皮肤清洁。一些激素类药物可在医生的指导下使用。

如果是孕前有变应性鼻炎的孕妈妈，怀孕期间由于血流量增加，血管会扩张，鼻塞症状可能会加重。孕妈妈可以通过泡澡、用热毛巾敷在鼻子周围等措施以缓解不适。如要服用药物，一定要咨询医生后再确定。

子宫肌瘤

若孕前有子宫肌瘤的孕妈妈，在怀孕期间可能会因为激素的变化导致肌瘤增大，增加孕育风险。子宫肌瘤在怀孕初期可能会造成流产，在怀孕中后期可能会造成早产，在分娩时若肌瘤大到将产道堵住，则只能选择剖腹生产。不过，由于肌瘤增大的同时，子宫也会随着孕程变大，所以情况不严重的话，通常也不会有什么问题。一些孕妈妈在怀孕中期，肌瘤会有强烈的疼痛感出现，但通常经医生治疗后可得到有效抑制和缓解。孕妈妈若是担心，可定期进行产检，以便及时发现异常、及时处理。

卵巢囊肿

在怀孕期间，由于人绒毛促性腺激素（HCG）的作用，会对黄体产生刺激，诱发卵巢肿大。一般这种情况，会在HCG水平下降以后慢慢消失。若肿胀迟迟没有消失，则疑似为卵巢囊肿或卵巢肿瘤。

卵巢囊肿或肿瘤是由卵巢内的液体与脂肪积累而成的，触感较软，其中90%为良性肿瘤。在怀孕中期，它有可能会肿胀变大，造成剧烈疼痛，严重者可能导致卵巢破裂，甚至危及生命。可在医生的建议下采取外科手术取出肿瘤，若过程中没有出现异常，一般还是可以进行自然生产的。有极少数的肿瘤为恶性，在孕期应注意多观察，遵医嘱治疗。

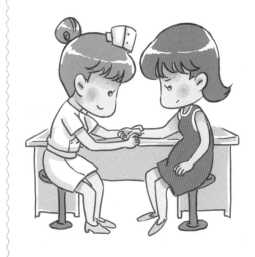

各种感染性疾病

怀孕期间若不慎感染细菌、病毒或其他致病病原，不管是对宝宝，还是对之后的怀孕，都会有影响。因此，做好预防非常重要。

流行性感冒

怀孕期间，孕妈妈的免疫力有所下降，在流感高发季节非常容易感染流感病毒而引发感冒。流感病毒虽然不会以垂直感染的方式传染胎儿，但孕妈妈流感严重的话，可能就会对水肿胎儿产生不利影响。孕妈妈若出现39℃以上的高热、关节炎、头痛等症状，请尽快就医，也可以在医生的指导下服用抗流感的药物。

不过，对于流行性感冒，防胜于治。孕前，孕妈妈可适当接种流感疫苗。孕期应注意疾病预防，增强抗病毒的能力。外出时注意戴口罩，回家时勤洗手、勤换衣服；室内定时开窗通风，让新鲜的空气在室内流通，并注意做好室内加湿消毒工作；平时要勤喝水、喝好水；尽量不去或少去人群密集的地方。

风疹

风疹是由风疹病毒引起的急性呼吸道传染病，通常在初春至初夏时流行，其病症特点是发热、全身发疹、淋巴结肿大、关节疼痛等。若孕妈妈

在怀孕20周以后感染此病毒，通常不用太担心，正常就医治疗即可。但若在怀孕早期发生感染，危险性则非常高。在孕16周前感染，还可能透过胎盘传染给胎儿，引起胎儿畸形，宝宝未来患心血管疾病、白内障、听觉障碍等概率也会加大。

由于在怀孕期间不能接种风疹疫苗，所以最好在孕前实施接种。若孕前没有预防接种，就要注意在怀孕初期不要去人群混杂的地方，避免和感染者接触等。如果以往有过感染史或接受过预防接种，身体就会产生抗体，在孕期也不同太担心再次感染。但是，抗体的量还是会有减少的可能，因此事先检查一下体内有无抗体会更好。

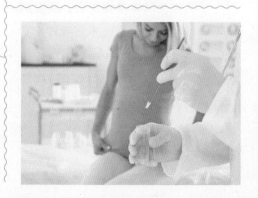

▶▼ 乙型肝炎

一般来说，在怀孕前和怀孕初期都会进行血液检查，检查是否感染有乙肝病毒。若检查结果呈阳性，就必须接受HBe抗原检查，确认是否容易传染给胎儿。

乙型肝炎通常会在生产时通过血液传染给宝宝，若孕妈妈本身就是乙肝病毒携带者，在宝宝出生之后就必须接种免疫球蛋白，出生一个月后也要定期接种疫苗预防感染。产后虽然不会经由母乳传染给宝宝，但若乳头有伤口，依然会有感染的危险性，需多加注意。

▶▼ 梅毒

梅毒是由梅毒螺旋体感染的一种性传染疾病，其传染性非常强。梅毒的病原菌会侵入皮肤及黏膜等的细小伤口，通过血液扩散至全身。

通常在怀孕初期，通过血液检查可查出有无感染。若有感染，从早期开始治疗一般不会有多大问题。但若在怀孕中后期感染梅毒，或没有接受治疗的话，宝宝感染的概率高达40%～70%。此外，梅毒也是造成早产、胎死腹中、胎儿畸形的原因之一。这时，就必须遵医嘱使用抗生素，并进行紧急治疗。

▶▼ 弓形虫感染

弓形虫是以猫为代表的哺乳类、鸟类身上寄生的原虫。通常人类会被弓形虫感染，是因为吃了生火腿、半熟牛排，或是接触到了猫粪便及混合了其粪便的土壤等所导致的。

正常人感染弓形虫大多不会表现出症状，只有少数人会发低烧、流鼻涕等，并且可以自愈。但如果在怀孕早期感染这种病毒，很可能会传染给尚处于胚胎状态的胎儿，引起死胎、流产、死产或畸形儿等严重后果。

孕妈妈在怀孕前和怀孕期间最好少接触猫狗等，尤其是流浪猫狗，应远离。若家有宠物，应注意对宠物进行检测，在处理宠物粪便时也必须戴上手套，最好不要由孕妈妈来处理。饮食上，蔬菜与水果一定要洗净后再食用，不要吃生食或半生不熟的肉类等。

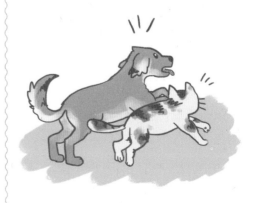

▶▼ 妇科炎症

在怀孕期间，由于阴道分泌物的变化和阴道环境的改变，孕妈妈稍不注意就容易感染妇科炎症，比较常见的有细菌性阴道炎、霉菌性阴道炎、滴虫性阴道炎。这些妇科疾病和病菌感染都可能给宝宝的发育带来不利影响，并容易造成胎膜早破、早产、产褥感染等。

预防妇科疾病，孕妈妈一定要注意做好产前检查，必要时可以进行特定项目的检查。平时也应注意清洁卫生，尤其是在阴道分泌物较多时。另外，不洁性生活会增加妇科炎症的感染概率，这一点孕妈妈和准爸爸都需要特别注意，过性生活时应戴避孕套。孕妈妈一旦感到身体异常，如阴道分泌物异常，那可能是患上了阴道炎，要赶紧就医。

▶▼ 尖锐湿疣

尖锐湿疣也是一种性传播疾病，若在感染之后怀孕或是怀孕之后感染对胎儿都没有太大影响，但在生产前若没有痊愈，宝宝在通过产道时就会有感染的危险，很多新生儿鹅口疮的发生就与此有关。对于此种情况，医生通常会建议孕妈妈实施剖腹产。

▶▼ 生殖器疱疹

生殖器疱疹与口唇疱疹一样，都是由疱疹病毒的感染而引发的疾病。生殖器疱疹是一种非常容易复发的疾病，通常由性行为感染。但在治愈之后还是会在体内潜伏，若在某一时期，孕妈妈身体免疫力下降，它就可能会再次复发。在怀孕期间，生殖器疱疹也非常容易复发，孕妈妈需多加注意。

若孕期感染了生殖器疱疹，且没有及时治疗的话，宝宝经由产道娩出时有可能感染，并会引发疱疹性脑炎或新生儿疱疹等，对宝宝的健康非常不利，且致死率非常高。对于生殖器疱疹，最好在孕前治疗，若孕期感染也一定要遵医嘱进行抗病毒治疗。若在生产时没有治好，应进行剖腹产，预防母婴垂直感染。

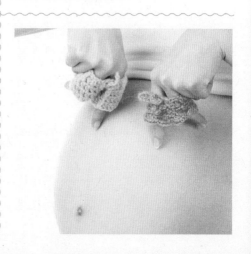